はじめに

　今、世界は大変な不景気の波にさらされています。日本もその影響を受け、大企業が大幅なリストラ策に踏み切るなど、働く人への風圧が一段と強まっています。連日流れる暗いニュースに思わずため息をつくことも多いのではないでしょうか。

　このような毎日が続くと、ストレスがたまってしまうかもしれません。自分は、一体何のために働いているのか、そして、なんのために生きているのかについて考えこんでしまうこともあるでしょう。事実、そうしたストレスをためこんだ結果、病気になってしまう人も非常に多いのです。

　そう考えると、いかにストレスをためずに、病気にならずに生きていくかがポイントになります。ストレスはためてしまうと悪者になりますが、必ずしも悪者というわけではありません。時として心の成長を促してくれるスパイスにもなります。つまり、いかにストレスをコントロールしていくかが、この時代を元気に生き抜くキーワードになるのです。

　もちろん、人は、ただ、病気でなければよいというものではありません。「私はどこも悪いところがないから健康だ。」という人が多いのですが、病気ではないことと、本当に健康であることとは違います。本当に健康というのは、心も体も元気で、さらに社会的にも健康である状態のことを言います。つまり、人から必要とされ、家庭や職場に自分の役割があること、社会の中に自分の居場所を感じられること、そのような社会的な健康が必要です。人は人から認められることで社会の中に居場所ができます。不況は、こうした社会的健康も、人々から奪ってしまっているのかもしれません。

　だからこそ、私たちはお互いに支えあい、存在価値を認め合っていくことが大切なのだと思います。時代の風は冷え込み、厳しい状況です。過度の競争社会の中で、誰もが他人に冷たくなり、自分さえよければと考えてしまいがちですが、人は、やはり一人では生きてはいけません。他人との絆やコミュニケーションを大事にすることによって、信頼関係が生まれ、

自分自身も周囲のことも大切にできるようになります。あなたが元気になれば、あなたの周りの人も元気になり、職場が元気になり、ひいては日本が元気になっていくでしょう。

　最後になりましたが、どうぞ仕事のことで悩みすぎて、追い詰められてしまわないように、仕事で命を落とすことのないようにお願いします。皆さんは、今の仕事を始めるときに、何らかの志を持って仕事を始められたと思います。「志事」であったはずの仕事が、いつの間にか、自分を死に追い詰めるほどの存在の「死事」になってしまったら、一旦、足をとめ、一人で悩まずに必ず誰かに相談してください。

　この本でも、そんなつらいとき、行き詰ってしまったときの過ごし方、対処法についても触れています。この本を読むことで少し心がラクになり、明日という日に希望が持てるようになるよう心から願っております。

2009年3月　山本　晴義
曽田　紀子

目　次

第Ⅰ章　何のために働いていますか？ …………………… 1
　　A. 働くのは何のため ………………………………… 1
　　B. どんなことにストレスを感じますか？ ………… 4
　　C. 3万人を超える自殺者 …………………………… 6
　　D. 他人事ではない過労死 …………………………10
　　E. うつ社会を乗り切ろう …………………………12
　　F. 健康のバロメーター ……………………………15

第Ⅱ章　ストレス社会といわれて ……………………………17
　　A. ストレスとは何か ………………………………17
　　B. ストレスのこころと体への影響 ………………19
　　C. ストレスモデルを使ってストレスの仕組みを理解しよう
　　　　 …………………………………………………22
　　D. 変えられるものに目をむけてストレスを軽減しよう
　　　　～気づきとセルフコントロール～ ……………24

第Ⅲ章　メンタルヘルスに役立つ考え方～仕事編～ ………32
　　A. 評価されない…… ………………………………32
　　B. ほどほどこそ難しい ……………………………34
　　C. 今の自分に迷ったとき …………………………36
　　D. 変化の受け入れ方 ………………………………38
　　E. 笑顔の効果 ………………………………………40
　　F. 人の心を動かすものは何か？ …………………41
　　G. 理解し合えないと嘆く前に ……………………42
　　H. パワーハラスメント ……………………………44

I. 上司と後輩の板ばさみでつらい ・・・・・・・・・・・・・・・46
　　　J. 1年を振り返る ・・・・・・・・・・・・・・・・・・・・・・・・・・・・48

第Ⅳ章　メンタルヘルスに役立つこと～日常生活編～ ・・・・・51
　　　A. 家に帰っても仕事のことが頭から離れない ・・・・・・・・・・51
　　　B. 緊張がなかなかとれない
　　　　　～腹式呼吸でリラックス～ ・・・・・・・・・・・・・・・・・・・52
　　　C. ブログ・日記・書くことでカタルシスを得る ・・・・・・・・54
　　　D. 自分にあったスポーツで生きがいを ・・・・・・・・・・・・・・56
　　　E. 自然とのふれあいで元気を取り戻す ・・・・・・・・・・・・・・57

第Ⅴ章　女性のためのメンタルヘルス ・・・・・・・・・・・・・・・・・・59
　　　A. 女性に特有のメンタルトラブルに気をつけよう ・・・・・・59
　　　B. 食事は心のバロメーター ・・・・・・・・・・・・・・・・・・・・・・62
　　　C. 買い物、お酒、恋愛……
　　　　　最近依存しすぎていませんか？ ・・・・・・・・・・・・・・・・63
　　　D. 5年後、10年後の理想を描きすぎない ・・・・・・・・・・・・65

第Ⅵ章　海外赴任者とその家族のメンタルヘルス ・・・・・・・・67
　　　A. 海外赴任者とその家族 42万人のメンタルヘルス事情 ・・・・67
　　　B. ストレスは国内より複雑 ・・・・・・・・・・・・・・・・・・・・・・70
　　　C. 単身赴任と独身の人は要注意
　　　　　～こころの拠り所はありますか？～ ・・・・・・・・・・・・・73
　　　D. 適応は、人それぞれ ・・・・・・・・・・・・・・・・・・・・・・・・・75
　　　E. 妻が求めるサポート、夫が考えるサポート ・・・・・・・・・77
　　　F. 逆カルチャーショック ・・・・・・・・・・・・・・・・・・・・・・・79

第Ⅰ章
何のために働いていますか？

A. 働くのは何のため

　当たり前のことすぎて、質問されると困る質問があります。たとえば、「あなたは、なんのために働いていますか？」という質問もその1つでしょう。当たり前のことなのですが、その人の幹となるような部分について問う質問なので、すぐには答えられないことが多いのではないでしょうか。また、安直に答えたくないという気持ちも芽生えるため、結構長い間考えてしまいます。

　最近では、働いたり、勉強ができる能力や環境があるのに、何もしない若者のことを指す「ニート」という言葉が定着しています。彼らがなにもしないのは、「なんのために働くのか」「なんのために勉強するのか」、意味がよくわからないということも大きな理由のようです。

　では、もし皆さんが、ニートの若者に向かって「あなたの働いている理由」を説明することになったとしたら、どのように説明しますか？　改めて説明するとなると、意外と難しいことだと思いませんか？

　ここに、興味深い調査結果があります。20〜30代の上場企業に勤める若い世代に、"仕事のモチベーションに関する調査"をしたところ、実に75％が「現在の仕事に無気力を感じる」と答えているのです。イキイキと働く同世代や身近な先輩が周囲にいないことも、ニート現象に拍車をかけているのかもしれません。

A. 働くのは何のため

では、改めて質問します。皆さんはなんのために働いていますか？

仕事に関する話は、毎日職場で多かれ少なかれしていることでしょう。でも、根幹の部分である「なぜ働くのか」という仕事観やそれを含めた人生観について話し合うことは、滅多にないと思います。いつもいつも、「生きるとは何か」、「働くとは何か」について真剣に考えている人はいません。でも、「パンのみにて生きるにあらず」ですね。仕事は、重要な自分の一部。自分という人間の重要な表現手段だからこそ、時にはその意味について問うてみることが必要だと思います。

それでは、わたしたちはなぜ働くのか、について考えてみましょう。

1. まず、生活のため。

基本的なことですが働く上で欠かせない理由ですね。しかし、給料がよければそれだけで仕事が続けられるかというと、必ずしもそうでもないものです。お金という報酬だけが働くモチベーションにはならないことは、多くの皆さんも経験済みではないでしょうか。これについては、また後ほどお話しましょう。

2. 自分に与えられた修行の場、そして同時に、成長の場。（自己実現の場になればなおよし）

壁にぶつかって悩み、自分という人間を知り、次の階段をのぼる。成長すれば、さらに大きな仕事が与えられます。このサイクルがあるからこそ、人は仕事を続けていけるのでしょう。

最終的に、仕事で自己実現を果たせる人もいます。これができれば最高です。

3. 傍（はた）を楽にすること。

傍＝周りの人を楽にするためにも、私たちは働いています。自分が働くことによって、周りの役に立てる。誰かに必要とされ、社会に居場所ができます。周りの人の役にたっているという感覚は、自分の心の健康（メン

タルヘルス）にもなります。定年後にうつ病になってしまう人が多いのも、この誰かの役に立ち、必要とされている感覚が得られなくなってしまうからでしょう。

　さて、このように働く理由はそれぞれ。皆さんが働いている理由も、これ以外にもたくさんあるでしょう。皆さんは、どれに一番近かったですか？

　理由はなんであれ、自分の中で、どっしりとしたアンカー（碇）となるものが何かわかっていると、イザという時に役立つものです。仕事をしていれば、必ずといっていいほどさまざまな壁にぶつかります。壁は、いろいろなタイミングでたちはだかります。時によって高さもタイプもまちまち。すぐには乗り越えられないことも多いでしょう。でも、そうしたピンチの時に、自分が働いている意味をちゃんとわかっていると、無気力になったり、むやみに焦ったり、すぐに仕事を辞めてしまうという事態に陥らないですみます。

　有名な精神科医で心理学者でもあるV．Eフランクルは、人間には「意味への意思」があると言っています。「意味への意思」、あまり耳慣れない言葉ですが、簡単にいうと人間は常に行動に意味を求める存在であるということです。つまり、仕事でも何でも"自分にとっての意味"がなければ、続けていくのは困難でとても苦痛なことだということです。当たり前のようですが、とても納得できる言葉です。だから、自分にとっての働く意味をきちんと理解しておくことが必要なのでしょう。ただし、いくら自分にとっての意味がある仕事でも、人生を犠牲にしてまで仕事をしてはいけません。いつのまにか、仕事をするために生きるようになっている自分に気づいたら、歩みを少しとめてみてください。

　"仕事は自分の人生をより充実させる手段"。そんな風に考えて、仕事ができるとよいと思います。

B. どんなことにストレスを感じますか？

　先日行われた外来語調査では、「ストレス」が、認知度、理解度、そして使用度で三冠王をとったそうです。「インターネット」などの言葉も上位に入っているそうですが、それを抑えてのトップということなので驚きです。今の時代、子どもから大人までの共通語ですね。実際、働く人を対象にした調査でも、多くの人が仕事上のストレスがあると答えています。

　では、どんなことにストレスを感じているのでしょうか（**図1**）。男女や世代の違いを超えて、多くの人がストレスだと感じているのが「職場の人

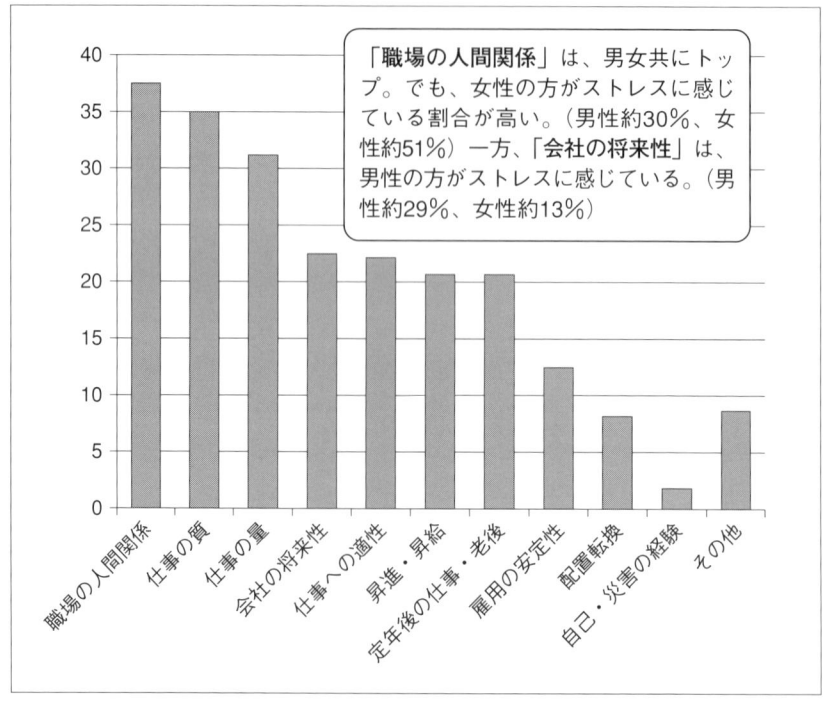

図1　仕事や職場で感じているストレス
　　　（厚生労働省「労働者健康状況調査2007年」）

間関係」です。上司との折り合いが悪い、職場がギスギスしている。取り引き先に無理難題をふっかけてくる人がいるなどなどストレスは尽きませんね。職場の人とは距離が置きにくいため、ちょっとしたことでも気になりだすと、あっという間に大きなストレスになります。

また、人間関係が希薄すぎてもストレスになりますが、濃密な人間関係もわずらわしいものです。メンタルヘルスでは、ほどほどに頑張る、ほどほどに手を抜くなど、"ほどほど"がキーワードになることが多いのですが、職場では、その"ほどほど"の関係をキープしにくい分、ストレスとなってしまうことが往々にしてあります。永遠のテーマでもあるでしょう。

しかし、人間関係を絶ってストレスを軽くしようとするよりも、周りからサポートをもらえるような人間関係を築くほうが、結果的にストレスを減らすことにつながるでしょう。

続いて、「仕事の質」や「仕事の量」が続きます。目標が高すぎる、責任が重過ぎるといった仕事の内容に関することや、仕事が減らない、いつも納期に追われているといった仕事量に関することも大きなストレスになります。

仕事量は、多すぎるともちろん問題ですが、単純に量の問題というよりは、自分で仕事をコントロールできる状況にあるかということのほうが重要です。つまり、仕事がたくさんあっても、ある程度、自分のペースで仕事を進めることができたり、やり方を決められたり、コントロールが利く場合それほどのストレスを感じないですみます。また、ある程度の裁量を与えた方が、効率もよいでしょう。

「将来の不安」や「雇用の問題」をストレスに感じる人も多いようです。この辺りは、世相が大きく反映される問題です。「将来の不安」とは、自分自身の将来でもあり、会社の将来についての不安でもあります。

ちょっと前までの日本は、「会社に入って一生懸命働けば報われる」環境にありました。そういう親の姿を見て育った人も多いのではないでしょうか。でも、今では代わりに「どこででも通用する自分」に頼ろうとする考え方にシフトしています。

「どこででも通用する自分」でいるためには、常に緊張感を持ち続け、戦っていかなければなりません。そうした緊張感は、やはり大きなストレスを生みます。

社会の変化、自分の周りの環境の変化などいろいろな変化が私たちの周りには起きます。変化とストレスはいわばセット。望ましい変化でも、望ましくない変化でも、変化があるところにはストレスがつきものです。ある意味、ストレスから逃げることはできないでしょう。でも、"ストレスはつきものだ"と考えて変化に望むと、変化の波に飲み込まれずに落ち着いて対応できると思います。

C. 3万人を超える自殺者

1997年の出来事といえば、皆さんは何を思い出しますか？

私は、金融史上大きな事件が相次いで起きたことを思い出します。この年、都市銀行や四大証券の1つといわれた証券会社など大手の金融機関が相次いで経営破たんをきたしました。金融機関はそれまで、「護送船団方式」と呼ばれた保護行政のもとで決して潰れるはずがないとされていましたが、その日本の常識がこの事件を機にあっという間にくつがえされてしまったのです。そして、突然路頭に迷うことになった両会社の社員の方たちはもちろんですが、多くのサラリーマンにも同様に衝撃や不安が広がったのではないでしょうか。

そして、この1997年の金融危機で失業率は急激に上がり、これ以降企業は新卒採用をますます控えていくことになりました。翌年、1998年は、日本の自殺者数が初めて3万人台を超えた年です。それまで、2万人台前半で推移していた自殺者数が1年間で約8000人以上急増したのです。これ以降、10年間連続して自殺者数は3万人を超えています（図2）。もうこれ以上、更新してほしくない記録です。

とくに、「経済・生活問題」を動機とした中高年男性の自殺が急増したこ

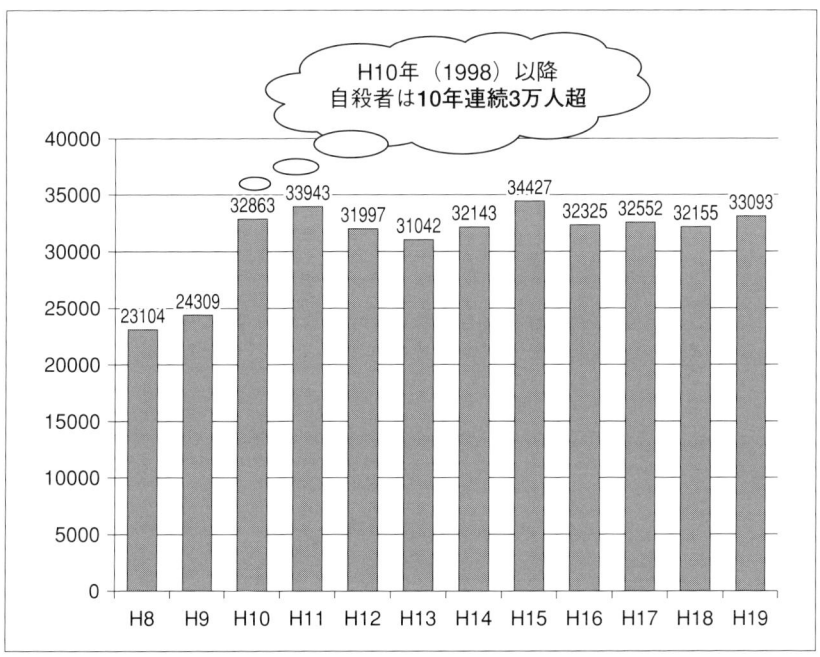

図2　自殺者数の年度推移（警察庁「平成19年中における自殺の概要資料」）

とから社会問題として注目されました。自殺が景気の動向に必ずしも関連するとは限りませんが、やはり影響は大きいでしょう。

　世界的にみても、日本の自殺者数（人口10万人に対する自殺死亡者数）は高水準で推移しています（**図3**）。調査によると世界第10位ですが、その他の上位国はロシアや旧ソビエトなどの政情が不安定な地域がほとんどですから、先進国では日本がトップレベルで自殺の多い国だといえるでしょう。

　自殺が起きる背景には、うつ病などの心の病が隠れていることが圧倒的に多いものです。うつ病になると、多くの場合、頭痛や食欲不振など身体に異変が現れます。また、気分が沈む、涙もろくなる、自分を責める、仕事の能率が落ちる、これまで関心があったことに何も興味がわかない、などの精神症状も現れます（**表1**）。このように、うつ病にかかってしまうと

C. 3万人を超える自殺者

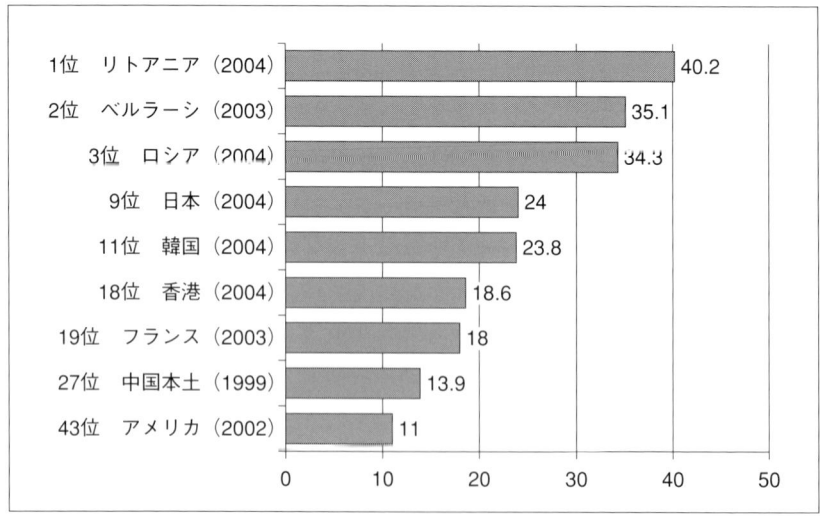

図3 世界各国の自殺率人口10万人あたりの自殺率（WHO2007年）

表1 うつ病の症状

からだの症状	こころの症状
眠れない	ゆううつ感
食欲がない	不安・イライラ感
疲れやすい・だるい	何にも興味がわかない
頭痛	集中力がない
動悸	決断が下せない
胃の不快感	悪いことをしたように感じて自分を責める
性欲がない	自分を無価値だと思う
	死にたいと繰り返し思う

普段では考えられないような考え方（思考）に陥ることがあります。
　たとえば、次のような状況を考えてみてください。

・上司から嫌がらせをされている。これ以上耐えられそうにもない。いっそのこと、死んでしまいたい。

上記のようなことは、程度こそあれ、多くの人が感じたことがあることかもしれません。でも、たいていの場合、そのストレスを解消しながら、末尾の一文を実行しないで済んでいるのです。しかし、うつ病にかかると視野が狭くなってしまうことがあります。上司から不当な扱いを受けているのは自分が悪いからだ、こんな自分が生きていても仕方がないと自分を責めて、自殺をしてしまうこともあるのです。ですからこのような時には、次のように文の最後に「今は」という言葉をつけてみてください。

・上司から嫌がらせをされている。これ以上耐えられないから、「今は」いっそのこと死んでしまいたい。

　つまり、この状況は、あくまでも今のことであって、ずっと続くことではないということです。たとえ、今はつらくて死んでしまいたかったとしても、半年後、1年後にはどうなっているかはわからないのです。
　「今は」をつけると、少し楽な気分になれませんか？　何も浮かばなかったはずの選択肢が浮かんでくるかもしれません。それでも、どうしようもならないときは、ひとりで悩まずに必ず病院に行ってほしいと思います。
　自殺者10年連続3万人という現実から、日本は今、国をあげて自殺対策に取り組んでいます。これまで、交通事故のキャンペーンはあっても、自殺予防のキャンペーンはあったでしょうか？　それぐらい、自殺は深刻な問題になっています。もはや、国家レベルで取り組まないとならない問題なのです。毎年3万人もの人が自ら命を絶っているという事実は、明らかに異常事態であり、決して個人レベルの問題ではありません。
　しかし、自殺については、意外と知られていないことが多いものです。たとえば、皆さんは、「死ぬ、死ぬという人は、口だけで本当には死なないから大丈夫」だと思いますか？　答は、ノーです。自殺した人の大多数は、最期の行動を起こす前に自殺の意図を誰かに打ち明けています。でも、誰かれかまわず打ち明けているわけではなく、この人ならこの絶望的な気持ちを受けとめてくれるはずという人に打ち明けているのです。ですから、

死にたいという思いを打ち明けられたら、じっくりとその人の話を聞いてあげてください。話をそらしたり、批判したり、安易に頑張れなどといわずに、話を聞き、そして「自殺をしない」約束をしてください。

また、「自殺は突発的にするものだから、防ぐことはできない」と思いますか？　この答えも、ノーです。でも、多くの人が、自殺は突発的にするもので周りが防ぐことはできないと考えています。自殺の前には、ちゃんとたくさんのサインが出ています。「食事がノドを通らない」「眠れない」「元気がない、冗談をいわなくなった」「会社を辞めたいと漏らす」など、いずれも近くにいればわかるようなサインばかりです。こうしたサインに気がついたら、まずは病院に連れていく、そして、なるべくその人を1人にしないといった周りの人のケアが必要です。

人を救えるのは、結局のところ人しかいません。1人でも多くの人が、自殺をとどまり生きる道を選んでほしいと思います。

D. 他人事ではない過労死

「KAROSHI（過労死）」は、「TSUNAMI（津波）」などと一緒で、海外でそのまま通用し、辞書にも載っている日本語の1つです。先進国であるはずの日本の過度に封建的な労働状況を表す言葉として欧米で使われています。このような言葉が、数少ない日本語として世界に知れ渡っているのはなんとも残念なことです。過労死とは、その字の通り、過度の仕事による過労・ストレスが原因となって、脳や心臓疾患、精神疾患にかかり亡くなってしまうことです。

さて、皆さんは、「過労死など自分とは関係ない。」と言い切れるでしょうか？　実は、過労死は意外に身近な問題です。過労死問題でまずチェックしたいのが、労働量＝残業時間です。残業時間は必ずしも、直接、過労死や精神障害につながるとはいえませんが、大きな影響力をもっていることは事実です。

たとえば、1ヵ月の残業時間が100時間を超えると脳血管障害や心疾患にかかる可能性が高くなり、同様に心の病にもかかりやすくなるといわれています。また、2～6ヵ月の平均残業時間が80時間を超える場合でも同様です。

　さきほど、過労死は意外に身近な問題といいましたが、過労死ラインである月100時間以上の残業をしている従業員が大企業（資本金5億円以上、従業員1000人以上）の約3社に1社にいるという実態が、2006年賃金事情等総合調査（中央労働委員会）で明らかになっています。どこでいつ過労死が起きてもおかしくないというのが実情なのです。

　どんなにやりがいを持って仕事をしていたとしても、過酷な労働を続けたツケは必ずやってきます。皆さんの中には、長時間残業が日常になってしまっている方、そのような環境をあきらめて受け入れている方もいるでしょう。でも、長時間残業を続けることによって身体を壊したり、疲労が蓄積され、精神的に追い込まれて自殺にいたってしまっては、なんのために仕事をしているのか意味がわかりません。

　少なくとも、長時間残業が続いたら、心や身体に現われている異常さを無視しないこと。不調のサインを真摯に受け止めて病院に行く。そして、ひとりで仕事を抱え込みすぎてはいないか、無駄な仕事はないかと考えることも、セルフケアの1つです。

　また、皆さんには、月の残業時間が100時間を超えた場合は、医師との面接を受けられる権利があります。これは、2006年の改正労働安全衛生法で定められた法律です。ただし、自分から申告することが必要なので、この権利を知っていて、申告しなければ意味がありません。

　このように、過労死の基準が設けられ、法律が整備されたことによって、精神障害による過労死とその労災認定はこの10年で圧倒的に増えました（図4）。

　しかし、よく考えてみてください。たとえ過労死の労災認定がおりて、家族にお金が渡ることになったとしても、家族は皆さんが生きていてくれたほうが幸せでしょう。同じ職場の同僚にとっても、仲間が亡くなること

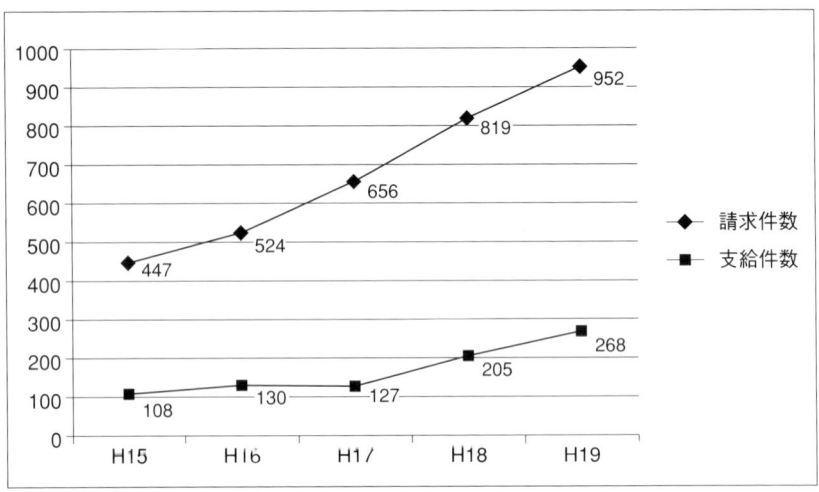

図4 精神障害等の労災請求と支給件数の推移
(厚生労働省「脳・心臓疾患及び精神障害等に係る労災補償状況（平成19年度）について」)

ほど辛くショックなことはありません。残されたほうにも大きな後悔が残ります。精神障害で自殺し、労災認定されたケースを調査したところ、生前に精神科を受診していない人が7割近くもいたということがわかっています。つまり、追い詰められ自殺にいたるような精神状態になっても、病院にもいかず、ただひたすら働いていた人がほとんどだったということです。ストレスがあまりに過剰になると当の本人は、体の不調すら感じることができなくなることがあります。その時は、周りの人が、その人にかわって病院に行く背中を押してあげることが必要です。

過労死は決して他人事ではありません。あなた自身、そして周りの誰にも起こりうることなのです。

E. うつ社会を乗り切ろう

大人であれば、ほとんどの人が風邪の予防法や対処法を知っています。

どんな時に風邪をひきやすいか、ひき始めはどんな状態かを知っているため、大抵の場合、それ以上こじらせることはありません。メンタルケアも基本的にはそれと同じです。

ただ、心の病の場合、病気のサイン自体がわからなかったり、異変に気づいても対処法を知らないため、倒れて始めて病気にかかっていたということを知る方も多いのです。ですから、まずはストレスや心の病気についての知識をもち、自分にあったストレス解消法を見つけて、セルフケアを行うことが大切です。これについては、2章でくわしく述べることにします。

でも、職場のストレスの場合、こうした個人の努力だけではどうにも防げないのが事実です。心の病気が蔓延している職場は、やはり個人の問題だけではなく、組織の問題であることも多いのです。だからこそ、組織として取り組む必要があります。

また、心の病は、その異変（おかしさ）に本人が気づきにくい一方で、周りの人が気づきやすいという面があります。さらに、病気の克服には周りの人の理解や協力が体の病気以上に必要となります。

そのためにも、職場のコミュニケーションをよくし、お互いにサポートや気配りができるような環境を作ることが必要です。

うつ病や心の病が職場で増えている原因の1つに、コミュニケーション不足が指摘されています。私も、職場でのコミュニケーションが、メンタルヘルスのカギを握っていると思います。

この10数年で、多くの職場に成果主義が取り入れられ、社員同士が仲間から、ライバルに変わりました。また、モザイク職場といわれるように、嘱託、派遣社員、パート・アルバイトなどいろいろな立場で働く人が増えると、人間関係も複雑になりますね。

パソコンの普及の結果、個人プレーで働くスタイルが浸透してきたことも、コミュニケーションの希薄化に拍車をかけています。

実際、いろいろな職場の様子を聞いてみると、朝の挨拶を交わすのがやっとというレベルの職場が多いのです。何ヵ月も隣の席に座って仕事をし

ているのに、隣の人の家族構成すら知らなかったという人が結構います。これでは、毎朝同じ電車で隣に乗り合わせる顔見知りと、なんら変わりがありません。顔を知っている程度では、助け合おうという気持ちまではわかないですよね。

「どうせ、1人で仕事をすることが多いから構わない」とおっしゃるかもしれません。でも、どんなに分業化が進んでも、組織で仕事をしている以上、サポートが必要になることもあるでしょう。

たとえば、単純な例で考えてみましょう。皆さんが、隣の部のAさんとBさんから同じような頼みごとをされたとしましょう。

Aさんとは、何度か懇親会などで話したこともあり、たまに仕事の情報交換もしています。一方、Bさんとは顔見知り程度。ほとんど挨拶をしないこともあります。そんな2人から頼みごとをされたら、やっぱりAさんの方を優先したくなる気持ちが生まれるでしょう。

つまるところ、人間同士である以上、情が絡んできます。同じ頼まれごとであっても、日頃コミュニケーションがある人や、以前、一緒に仕事をしたことがある人からものを頼まれるのと、ほとんど交流がない人から頼まれるのとでは明らかに対応が変わってくるものです。「以前、助けてもらったから、ひと肌脱いでやろう」「一緒に飲んだこともあるし、情報提供してあげよう」といった気持ちが生まれるのは、それまでに築いてきた人間関係があるからこそです。仕事は、人脈によって広がり、より質の高いものになっていくと思います。

最近は、企業でも、この社員同士のコミュニケーションの力に再び注目しています。この力を高めるために、独身寮や社員旅行など、すたれぎみだった習慣を再び復活させているのです。

バブル崩壊後、経費節減のために廃止されることが多かった独身寮ですが、私生活をともにすることによって、横だけではなく縦のつながりが自然に生まれやすくなるという利点が注目され、今、また復活が決まったのです。

コミュニケーションがよくとれている職場は、やはり健康的で病気も少

なく、生産性も高いものです。社内でのコミュニケーションを増やす方法は、その職場にあった方法で構いません。血の通った職場作りを進めてみてはいかがでしょうか。

F. 健康のバロメーター

　健康診断は、体の健康を知るバロメーター。皆さんも、1年に1度健康診断を受けていますか？　健康診断を受ければ、数値上の健康はわかります。でも、数値に異常が現れなくても、なんだか体の調子が悪いということは結構あるものです。頭痛がひどい、めまいがする、胃腸の調子がなんとなく悪い、肩コリがひどいなど、人によって症状はさまざまでしょう。体と心の状態は密接に関係しているので、ストレスを多く抱えているときや、精神的に不安定なときなど、体のあちこちが不調になることもあります。

　ですから、数値に異常がない＝健康であると考えてしまうのは危険です。検査をして数値の異常はなかったけれど、体の調子がずっとよくないというときは、心療内科や精神科などを受診することをおすすめします。

　ただし、専門科を受診しても、心の場合、体のようにどこが悪いとはっきりと結果がでるものではありません。もちろん、うつ病であるかどうかをチェックする質問紙や、ストレスの度合いがどれぐらいかを測れるものは多数あります。でも、それはあくまでうつ病であるか、ストレスが多くないか、そういったことを確認するものです。

　体も心も数値的には問題ないとなれば、少なくとも病気ではないでしょう。でも、果たして、それだけで本当に健康と言えるのでしょうか。

　こうした数値以外のバロメーターになるのが、"社会的に健康であるか"という点です。社会の中に自分が安心できる居場所はあるか、役割はあるか、誰かのために役にたっているか、そうした生活面が充実していることを「社会的健康」といいます。

　ここのところ、世間では孤独を抱えた若者の凶悪な犯罪が目立ちます。

彼らは共通して、「いつも孤独を感じていた。」、「誰にも相手にされていない気がした。」と言っています。そして、そんな世の中を見返し、自分の存在を世の中にしらしめるために、何の罪もない関係のない人を傷つけてしまっています。彼らには、この社会的な健康が欠如しているのでしょう。

　いくら能力が高くても、やりたいことがたくさんあっても、社会の中で居場所がなくては力を発揮することはできません。家庭でも、職場でも、趣味の世界でもどこでも構いません。私たちには、安心していられる場所だと思える居場所が社会の中に必要なのです。

　あなたは、誰かに必要とされていますか？　そして誰かを必要としていますか？　単純なことですが、とても大切なことだと思います。

第Ⅱ章
ストレス社会といわれて

A. ストレスとは何か

　いまや誰もがよく使う"ストレス"という言葉ですが、皆さんは正確な意味をご存じでしょうか。ストレスは、正確には「外からの刺激に対する心と体の反応」という意味になります。何らかの外からの刺激（ストレッサー）によって、私たちの心や体は反応しますが、この反応した状態をストレス状態といいます。

　たとえば、"上司とうまくいかない"というストレッサーがあり、その状態が長く続いたとします。すると、私たちは、イライラしたり、精神的に不安になったりするでしょう。また、胃がキリキリと痛くなったり、頭痛がしたり、体にも影響が現れるかもしれません。これが、ストレス状態です。

　つまり、私たちが普段一言で片づけているストレスは、ストレスの原因である"ストレッサー"とそれを受けての反応である"ストレス状態"から成り立っているというわけです。普段、私たちはこれらを厳密に分ける必要がありません。しかし、このようにストレッサーとストレス状態に分かれていることを知っておくと、ストレス対策がたてやすくなります。

　さて、ストレスの原因であるストレッサーには、どのようなものがあるでしょうか？　ストレッサーは、実に多くの種類が存在します（**表2**）。このように見てみると、私たちの生活はストレスに囲まれているということ

表2 ストレッサーの種類

物理的ストレッサー	気温（暑さ寒さ）、騒音、照明など
化学的ストレッサー	大気汚染、食品添加物、有害物質、薬害など
生物学的ストレッサー	細菌、ウイルス、花粉、感染症など
肉体的ストレッサー	病気、ケガ、睡眠不足、過労など
心理・社会的ストレッサー	仕事が多忙、人間関係がうまくいかない、借金、家庭の不和など

がわかります。ただし、多くの場合、一般的に私たちがストレッサーと呼び、悩みの多くの種になっているものは、仕事や人間関係、家庭の問題などを含んだ心理社会的なものでしょう。

　しかし、それ以外にもこれだけ多くのことがストレスの原因になり得るのです。だからこそ、言えることは、ストレスから逃げようとか、ストレスをゼロにしようと考えないことです。そして、"ストレスと上手につきあうこと"。これがキーワードになります。

　気をつけなければならないのは、昇進や結婚など一般的には吉事とされていることも、立派にストレッサーとして考えられるということです。新しい人間関係や、責任感が疲労や自信喪失などのストレスを生むこともあります。おめでたいことであっても、エネルギーを消耗する刺激に変わりはありません。新しいことが始まるときや環境の変化があったときは、ストレスがつきものであることを十分に知っておくと、ストレスを受けている自分を受け入れ、下手にあせらずにすみます。

　また、たとえば"異動"と"結婚"など大きな変化が重なりそうな場合、どちらかを少しずらせないかと調整したり、休息を多めにとるといった心がけも、ストレスを軽くすることに有効です。ちなみに、異動や結婚といった日常生活の中でも大きなストレスの原因になるようなものを"ライフイベント"といい、約束のキャンセル、意見の食い違い、お礼の電話、パソコンの故障など、生活の中でちょっとしたストレスになる原因を"デイリーハッスルズ"と呼びます。ライフイベントはもちろんですが、それよりも意外とデイリーハッスルズが重なってしまう方が結構なストレスにな

ります。ですから、デイリーハッスルズは、溜め込んでしまわないように、解決できるものから早めに済ませておくとよいでしょう。

　さて、今までストレスを、まるで厄介者のように扱ってきましたが、ストレスは、ただの厄介者というわけではありません。なぜなら、ストレスがゼロになればよいかと言われると、そうとも言い切れないからです。よく耳にする言葉かもしれませんが、「適度なストレスは人生のスパイス」と言われています。これは、カナダの生理学者ハンス・セリエの言葉ですが、本当に名言ですね。

　たとえば、"締め切り"というストレスがなければ仕事や勉強がはかどらないように、何のストレスもなければ人間は進歩できないでしょう。しかし、"締め切り"続きの生活では、気持ちが休まることがなく、心身ともに疲労困憊してしまうのも事実です。また、人によっては、締め切りがバネになり頑張れることもありますが、迫り来るノルマ、恐怖として捉える人にとっては、自分を苦しめるものとなります。このように、同じ出来事でも、人によってストレスとなる場合とそうならない場合があります。ただ、そのストレスの度合いと量によっては、やはり、人の心と体をむしばみ、病気へとつながる原因に十分なりうることを覚えておいてください。

B. ストレスのこころと体への影響

　ストレスは、どのようなプロセスを経て心と体に影響を及ぼしていくのでしょうか。私たちの体には、ストレスに耐えるために、適応していこうとする機能があります。生理学者のハンス・セリエによれば、ストレスは「警告反応期」「抵抗期」「疲弊期」という3つの段階を追って悪化していくことがわかっています（図5）。

　このプロセスの中で注目すべきは、「抵抗期」です。抵抗期は、一時的にストレッサーに対して抵抗力がつく時期です。苦しい状況を乗り超えた時期で、身体のつらさなども一時期的に感じなくなるため、かえって無理を

B. ストレスのこころと体への影響

```
警告反応期              抵抗期                 疲弊期
ストレス状態が軽く、   ストレスに対して、    心やからだが
自覚のない段階         心やからだが          疲れきって
                       抵抗したり            踏ん張れない段階
                       反発したりする
                       段階
```

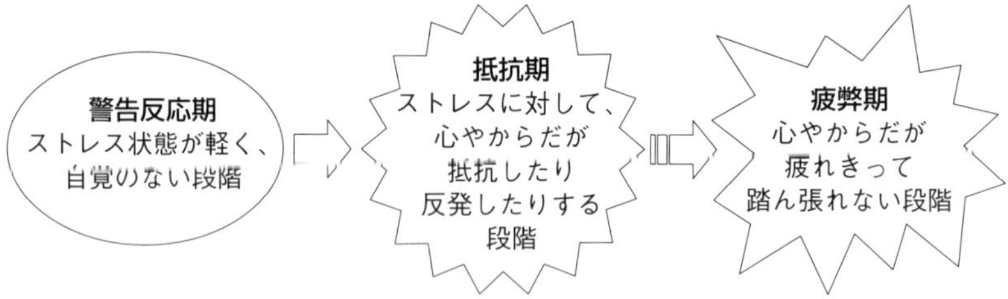

警告反応期：精神的な疲れを感じなくても、からだや行動に症状があらわれてくる段階です。「なんとなく体がだるい」「ミスが多くなった」などのような信号があちこちにあらわれ始めます。

抵抗期：ストレスを自覚しながら、これに負けないようにとあがいている段階です。疲労感を感じながらも仕事を次々にこなして、頑張っていますが、一方で、「心臓がドキドキする」「胃が痛む」などの変調がみられます。

疲憊期：心身ともに疲れきって本格的な病気に移行する段階です。自分でもどうすることもできず、何もやる気がしない、睡眠障害、食欲不振、体重減少など、心身症やうつ病の症状があらわれてきます。

図5 ストレスの段階（ストレスはこうやって悪化する）

してしまいがちです。しかし、実のところは無理に状況に適応しようとしている時期ですから、気がつかないうちに相当のエネルギーを使っています。最初の苦しい時期を乗り越えたかなと思って油断をしがちなこの時期こそが、気をつけなければならない時期なのです。この時期に、エネルギーを使いすぎてしまうと、耐え切れずに疲弊してしまいます。自分で落とし穴であることに気がつき、無理をしないことが必要です。この時期に、ストレスを減らすことによって、疲弊して病気になることから免れられます。

では、ストレスは、具体的にはどのような症状として現われるのでしょうか。

ストレスの影響は、主に身体、心、行動の3つの面に現れます（図6）。身体面への影響としては、肩こりや、頭痛、疲れやすい、お腹が痛い、目

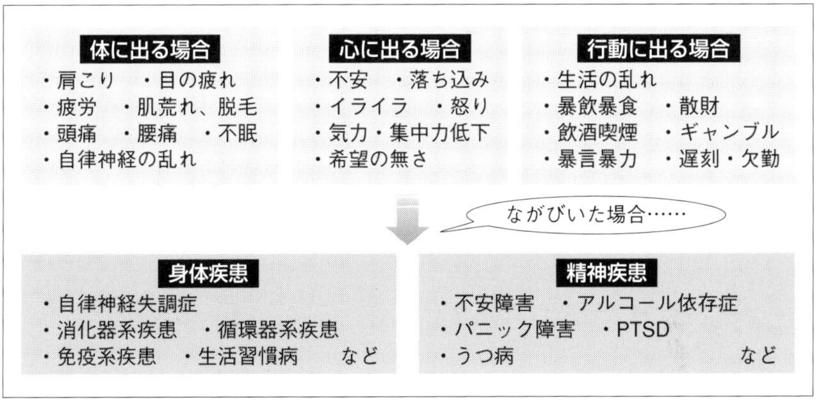

図6　ストレスによる影響（身体・心・行動への影響）

覚めの悪さ、手足の冷えといった自律神経系の乱れが主にでてきます。生命を維持するための大切な機能である交感神経と副交感神経の働きが乱れるとこうしたさまざまな症状がでてくるのです。

　なかでも頭痛はよく聞かれる症状です。「トラブル続きで頭が痛い」などと言うときによく使いますし、「頭痛の種」という表現もあるように、ストレスと頭痛の関係は深いものです。また、「肩の荷が下りる」といった表現もありますが、ストレスや緊張があるときは肩がこりやすく、リラックスしていたり、楽しいことをしているときは面白いもので、肩がこりません。

　心理面への影響も現われます。不安やイライラ、落ち込み、無気力などがその例です。自分はダメな人間だと落ち込んでしまったり、いろいろなことが不安に思えて焦燥感にかられたり、腹がたってイライラしてくることもあります。

　行動面への影響としては、さまざまですが、はけ口を求めて酒やタバコの量が増える人もいます。金銭の使いすぎ、買い物のしすぎ、食べすぎなどもみられます。また、会社を休んだり、家事を放棄するなどの生活の乱れ、暴言や暴力をふるうといった行動もみられるようになります。

　こうしたストレスの現れ方は、人それぞれですが、大体、人によっていつも同じような現われ方をすることが多いでしょう。自分のストレスの現

れ方を把握しておくと、警告のサインとして受け止めることができます。

C. ストレスモデルを使ってストレスの仕組みを理解しよう

　ストレスが強く長く続いた結果、心身にはさまざまな影響がでることがわかりました。しかし、同じストレス状況下にあっても、病気になる人、元気な人がいます。なぜ、このような違いが起きるのでしょうか？　それは、病気にいたるプロセスが、個人によって大きく異なることが関係しています。このことを理解するためには、図7のモデルを使うととてもわかりやすく説明ができます。皆さんにもご紹介しましょう。

　このモデルは、アメリカの国立産業安全保健研究所が発表している"企業で働く人の病気が起きる過程"を説明したモデルです（図7）。これによると、仕事上のストレス要因から、身体、精神的な問題や、行動などへのいろいろなストレス反応が生じることがわかります。そして、それらのストレス反応が長期化した場合、心や身体の病にかかる可能性があるとされています。ただし、先ほどから言っているように、ストレスを受けても必ずしも病気にならないのは、個人の要因が関係してくるからです。

　個人の要因とは、たとえば、年齢や性別、持病があるといった身体的な状況、性格、ライフスタイル、そして価値観や、物事の捉え方などのことをいいます。年齢は、一般的には、若くて経験が少ないとストレスに耐える力が低く、経験を重ねた大人のほうがストレスに耐える力が多いといわれています。しかし、中高年になると、加齢の影響などからストレスに耐える力が低くなることもわかっています。性格も、ストレス病と多いに関係があります。取り越し苦労の多い性格や、几帳面でまじめすぎる人、頑固で厳格すぎる人、ノーと言えない、いわゆるいい人や消極的な人などは、ストレスや不安を感じることが多く、ストレスをためやすいでしょう。

　また、"タイプA行動パターン"と呼ばれる過度に競争心が強く攻撃的で何事にもエネルギッシュな性格の人も注意が必要です。いわゆる、猛烈に

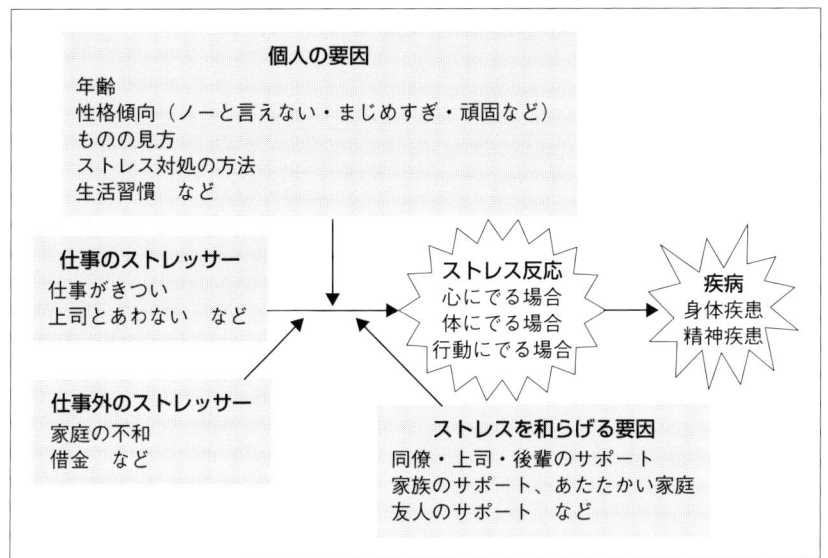

図7　企業の従業員のストレスモデル
「NIOSH（米国労働安全保健研究所）の"職業性ストレスモデル"」
（原谷,川上：産業医学ジャーナル1999を参考に改訂）

働くタイプの人です。ストレスとは無関係に見えますが、常に仕事を多く抱え込み、ストレスの中に身を置いています。攻撃的な面が災いして人間関係でのトラブルを招くことが多いのも特徴です。このタイプA行動パターンの人は、狭心症や心筋梗塞などの虚血性心疾患との関連性も指摘されていますので気をつけなければなりません。

　生活スタイルも、ストレスを強めたり弱めたりする大きな要因になります。基本的なことですが、規則的な生活を送っている人ほどストレスに強く、耐えられる力を持っています。ライフスタイルの5本柱である「睡眠、食事、運動、労働、休息」のバランスが極端に崩れている人は、要注意です。

　また、家庭の悩みや、個人的な問題など仕事以外の要因、周囲からサポートをもらえるか、といったこともストレスを強めたり弱めたりすること

に大きな影響力をもっています。この図7では、"ストレスを和らげる要因"という部分にあたります。仕事でストレスを感じることが多くても、家庭が平和ならば、家に帰ってくつろぐことでストレスが和らぎ元気になれるかもしれません。しかし、夫婦仲が悪くギスギスとしている場合などは、仕事でも家庭でもストレスがたまる一方でしょう。少しでも遅く家に帰ろうと、用事もないのに、喫茶店や居酒屋で時間をつぶしたり、会社で寝泊りをして家族との関わりを避けようとする「帰宅拒否症候群」の人もいます。

　このように、当たり前ですが1人1人の状況は、かなり違っています。同じ事が起きたとしても、個人によって病気になるか、元気でいられるかは相当変わってくるのです。また、もう1つ言えることは、ストレスとなるようなことがあってもいきなり病気になってしまうわけではないということです。ストレスを強めたり、弱めたりする要因がこれだけたくさんあるということは、言い換えれば、これらをコントロールすることによって病気になる前の段階で食い止める方法がいくつもあるということにもなります。

D. 変えられるものに目をむけてストレスを軽減しよう
　　～気づきとセルフコントロール～

　さて、今までストレスがどのような過程を辿り、病気にいたるかについてお話してきました。この過程を皆さんに知ってもらう目的は2点あります。1点目は、自分のストレス状態に気づくこと。2点目は、自分のストレス状態を知ってセルフコントロールすることです。

　今までお話したように、忙しい生活が続くと意外と身体の変化に気がつかない、あるいは、気がついていてもその変化に鈍感になっていて無理を続けてしまうことがあります。その先に待っているのは、緊急入院などの非常事態です。そうした事態を避けるためにも、常日頃から身体が発するサインに注意し、自分の生活態度を振り返って、その背景にあるストレス

に気づくことが大切です。

　また、自分がストレス状態にあることに気がついたら、そのストレスをコントロールできないか考えることが必要です。ここでは、ストレスをコントロールして、病気になる前に食い止める方法をいくつかご紹介したいと思います。今あるストレスを、それ以上大きくしないための工夫ともいうべきものです。ご紹介する方法は、基本的に、変えやすい要因に目を向けてストレスを軽減していこうとするものです。

　メンタルヘルスには「過去と他人は変えられない」という考え方があります。考えてみてください。私たちの悩みの多くは、過去や他人に関するものが多いと思いませんか？　たとえば、「学生の時、もっと勉強していればよかった」「あのとき、あの会社を受けていればよかった」といった過去を悔やむもの。また、「頑固すぎる上司の性格がイヤ」「あいつがもっと協力的になってくれればいいのに」といった、他人に関する悩みです。しかし、過去はどうやっても変えられません。また、自分の変わって欲しいように人を変えることも到底無理でしょう。変えられないものを変えようとすることほど、ストレスになることはありません。そこで、変えやすいものに積極的に目を向けて、ストレスを軽減する方法に注目することをお勧めします。

1. サポート力を増やす

　皆さんの職場でのストレスを考えてみてください。ストレスの原因となっていることを簡単に変えたり減らすことはできるでしょうか？　それが簡単にできないから、ストレスとなって皆さんを困らせていませんか？　多くの場合、仕事のストレスの原因となることを減らすことは難しいものです。そんなときは、ストレスの原因にだけ注目しないことが大切です。直接ストレスの原因に働きかけるのではなく、"サポート"の力に注目してみてはいかがでしょうか。家族や職場の上司・同僚からのサポートを増やして、結果的にストレスを減らす試みです。周囲のサポートには、大きく分けて、仕事を手伝ってもらったり、具体的なアドバイスをもらったり、

人間関係の調整をしてもらうといった"道具的なサポート"と、話を聞いてもらったり、励ましてもらうといった"情緒的なサポート"の2種類があります。

　仕事上のストレスは、上司や同僚、または部下など身近な人に"具体的なサポート"を借りられないかもう一度考えてみましょう。簡単なことのように思えますが、意外に身近な人に相談できず、1人で悩みを抱え込んでいる人が多いのです。何でも自分でやらなければならないということはありません。周りの人に、必要なときにサポートを頼めることも、立派な能力の1つです。このようなサポート力が、職場のストレスを減らすのに非常に有効であることは各調査でも明らかになっています。逆に、サポートが欠如している場合には、心身へ悪影響を及ぼします。

　もちろん家族のサポートも大きいものです。家族の仲が良く、家に帰って安らぐことができるのであれば、ストレスも和らぎます。そして、学生時代の友人や、同期の友人に話を聞いてもらったり、相談にのってもらったりすることも有効です。気分転換になり、新たな発想がわいてくるかもしれません。人は、たとえストレスが多くても、多少きつい状況でも、サポートがあると案外やっていけるものです。また、実際のサポートの有無もさることながら、自分には支えてくれる人がいるという安心感だけでも十分にサポートとなります。そのためにも、日頃から周りの人との関係を大切にして、コミュニケーションをきちんととっておくことが必要です。自分が困ったときにだけいきなりサポートを求めても、相手も困ってしまうでしょう。

2. ものの捉え方を見直す

　同じようなミスをした場合でも、ショックを受けて立ち直れなくなってしまう人と、それほどでもない人がいます。職場でもよく見かける光景かもしれません。この違いはどこから生まれると思いますか？　これは、個人の"物事への捉え方"の違いが関係してきます。

　たとえば、Aさんは「仕事で失敗をしたら、上司の評価が落ちてしまう。」

と思って仕事をしているため、ミスをした時のショックは大きく「もうだめだ……。」とすべてがダメになってしまったような気分になり、落ち込んでしまいがちです。一方、Bさんは、「時には失敗することもある。それだけで自分に対する周りの評価は変わらない。」と考えているため、ミスに対してそれほどショックを受けないでいられるのです。このように、出来事とそれによって起こる感情の間には、個人の"物事への捉え方"が関係しています。"物事への捉え方"は、人によってパターンがある程度決まっているといわれています。一種の考え方のクセのようなものだと思ってください。

　たとえば、先ほどの例のように仕事で失敗したとき、あなたはどんな気持ちになることが多いでしょうか。失敗をした→自分はだめな人間だ（落ち込み）、誰も協力してくれなかったからだ（怒り）、周りの評価が下がる（不安）、今回は運が悪かった（特に感情の変化はない）など、人によってさまざまでしょう。もちろん、失敗の程度や状況によっても気持ちは変わります。しかし、大体、同じようなパターンをたどることが多いのではないでしょうか。物事への捉え方は、1日にして成るものではありません。それまでの家庭環境、経験などから徐々に出来上がったものです。ですから、このようなクセがあることに、自分自身で気がつかないことが多いのです。たった1つのミスから、自分は何をしてもダメな人間なのだと思ってしまうことが多ければ、自信もなくなり本当にミスが続くことになってしまうかもしれません。しかし、本当にあなたは何をしてもダメな人間なのでしょうか？　その1つのミスだけで、何をしてもダメだと結びつけるのは強引ではないでしょうか？　あなたの単なる思い込みではありませんか？　そして、こうした思い込みによってストレスを余計に抱えてはいませんか？

　ストレスを受けやすい人は、このような考え方のクセを人より少し多く持っているかもしれません。現実を歪んだ状態で受け止めてしまうことによって、憂鬱な感情を引き起こすことにつながっているのです。

　D. バーンズは、こうした思考を歪ませてしまう典型的なパターンを10個に分けています（**表3**）。読んでみると、あれもこれもあてはまるというこ

表3 思考を歪ませてしまう10の考え方（D・バーンズ）

①**全か無か**
物事を極端に「0か1」「白か黒か」に分けて考える。「失敗すれば終わり」など。
②**一般化のしすぎ**
何か1つよくないことがあると、全てダメだと思う。「いつも～に違いない」など。
③**心のフィルター**
1つの事だけに拘り、全体を悪く見る。
あばたもえくぼの逆
④**マイナス思考**
何でもないことや良いことでさえも、悪く考えてしまう。上手にいくのは何かおかしい。
⑤**結論の飛躍**
根拠に乏しいわずかな兆候を悪く捉えて結論を出してしまう
⑥**拡大解釈と過小評価**
自分の悪い点は大げさに考え、よい点は過小評価する。双眼鏡のトリックともいう。
⑦**感情的決めつけ**
自分の感情が現実を反映し、事実の証明であるかのように考える。
⑧**すべき思考**
どんなことでも「～すべき」「～すべきではない」と考える。
⑨**レッテル貼り**
「一般化のしすぎ」が極端になったもの。
小さなミスで自分は「落伍者」だと思う。
⑩**自己関連付け**
何かよくないことが起こると、なんでも自分の責任のように思ってしまう。

とになるかもしれません。誰でもこうした考え方を1つや2つ持っていると思います。もちろん、積み上げてきた考え方のクセを簡単には直すことはできませんが、クセであることに気がつけば、「いつもの自分の悪いクセがでたな」と考えることができて、少し気が楽になるでしょう。

　ストレスを生み出しているのは、実はほかならぬ自分だったということに気がつくと、ストレスから開放されるでしょう。

3. ライフスタイルの見直し〜ストレス1日決算主義〜

　ライフスタイルと、心の健康は切っても切れない関係にあります。不思議に思われるかもしれませんが、ライフスタイルの5本柱である、「運動・

労働・食事・睡眠・休息」のバランスを整えて規則正しい生活を送ることで、ストレスを溜めにくい暮らしが送れるようになります。たとえば、うつ病の治療は、ライフスタイルを整えることが前提となりますし、ちょっと調子が悪い場合などは、生活スタイルを整えることで病状が回復することもあるのです。

さて、ポイントは、毎日の生活の中にこの基本5要素を取り入れるということです。特に"毎日"に注目してください。たとえば、週末にまとめて運動しようというのではなく、毎日少しずつ運動すること。休息もまとめてとるのではなく、1日に空いた時間を何度か作ってリラックスするなど、毎日の生活の中に取り入れていくことがポイントです（**表4**）。

運動は特に大切です。1日に15分から始めてみましょう。ウォーキング、ストレッチなど軽くできることからで結構です。ただし、やりすぎは禁物です。健康な時は構いませんが、心が疲れているときなどは、スポーツのやりすぎで疲れ果ててしまうこともあります。あくまで健康になるためにやっていることを忘れないでください。終わったときに、次の日にまたやりたいと思えるぐらいでとどめておくのがポイントです。

労働は、生きがいの源です。働くことに生きがいを感じている人は、イキイキとしています。でも、一方で働きすぎは問題です。「他の人には任せておけない。」と仕事を抱え込みすぎてはいませんか。あらゆるプライベートを犠牲にしてまで仕事をしていませんか。仕事のしすぎは、確実に疲弊をもたらします。

食事は、1日3食、規則正しく食べること、朝食を抜かないことが基本です。また、食事は単なる栄養補給ではいけません。エサになってしまわないように、友人や家族と会話をしながら楽しい食卓を囲みましょう。

睡眠は、脳と身体の休息です。人間の本能による大事な行為の1つでこれをないがしろにしては、当然体の変調をきたします。睡眠は何時間眠るのが大切かというよりは、ぐっすりと眠れて快適な寝起きができ、前日の疲れがとれていることのほうが大事です。また、「早寝早起き」ではなく、「早起き早寝」を心がけましょう。眠くないのに無理に早く眠る必要はあり

表4　ストレス一日決算主義の生き方

「一日決算主義」の生活のすすめ
毎日＜5要素＞をきちんととっていますか？
ライフスタイルのチェックをしてみましょう。

＜運動＞
- □ 1日15分、仕事から離れていい汗をかく
- □ 無理はせず、マイペースで運動をする
- □ 競技ではなく、楽しみながら運動をする

＜労働＞
- □ 仕事に意義や、やりがいを感じる
- □ 働きすぎになっていない
- □ 職場での人間関係がうまくいっている

＜睡眠＞
- □ 寝つきがよい
- □ 自分に合った十分な睡眠時間をとっている
- □ 早寝早起きの習慣ができている

＜休息＞
- □ 仕事の合間に定期的に休む時間をつくる
- □ 昼休みをしっかりとる
- □ 1日の中で、ゆったりとくつろげる時間がある

＜食事＞
- □ 1日3食、規則正しく食べる
- □ ゆっくりよく噛んで食べる
- □ バランスのよい食事をとる

ません。早く起きれば、自然に早く眠くなります。最初はつらいかもしれませんが習慣化してしまうことが大切です。

　休息は、仕事の合間に必ずとるようにしましょう。特にパソコンでの作業は思った以上に疲れます。連続作業をさけ、1時間働いたら10分休みをとるようにしましょう。また、1日のうちに15分、1人でリラックスできる時間を作るようにしましょう。この15分が明日への活力になります。

　このように、ライフスタイルを安定させることで、ストレスが溜まりにくい生活を送ることができます。余計なストレスを溜めない、溜まったストレスはその日のうちに処理する、こんな生き方を"ストレス1日決算主義"と呼んでいます。ストレスは溜めてしまうから問題なのであって、溜めずにすめばそれほど深刻にならずにすむものです。その日に感じたストレスはその日のうちに処理する"ストレス1日決算主義"の生き方で皆さんも毎日を過ごしてみてください。

4. ストレス解消法を持つ

　"ストレス１日決算主義"を実行していても、ストレスがたまってしまうことはあります。そんなときに、必要なのがストレス解消法です。

　ストレス解消法は人それぞれ。やっていて楽しく、気分がスッキリしたり、熱中できるようなことであればどんなことでも構いません。スポーツであれば、ジョギングなど自分のペースで体を動かすことが好きな人、テニスやサッカーなどみんなで一緒にスポーツを楽しむことが好きな人などタイプが分かれますね。自分に合ったものを選んで、なるべく長く続けましょう。

　スポーツ以外にも、じっくり落ち着いた気分で絵を描いたり、音楽鑑賞をしたり、ピアノやギターの演奏、読書、カラオケ、映画鑑賞、書道、世の中にはたくさん楽しいことがあります。

　でももし、うまい具合にストレス解消法がみつからないという場合は、普段の活動と反対のことをするのがお勧めです。たとえば、日頃デスクワークがほとんどの場合は、体を動かすことをしてみる。逆に、仕事でよく体力を使う場合は、座ってできることを選ぶと、よい気分転換になります。あるいは、何も浮かばないという人は、資格をとる勉強や、語学などの勉強をすることも良いと思います。

　長い人生。時には、仕事もそして、家庭もうまくいかない時があるかもしれません。そういう時でも、没頭できることがあり、やりたいと思うことがあると、生きる希望を見い出すことができます。"芸は身を助ける"ならぬ"趣味は身を助ける"になることでしょう。

　このように、ストレスを軽くする方法は、何もストレスの原因そのものを無くすことだけではないことがお分かり頂けたことでしょう。変えることの難しいストレスの原因にとらわれていつまでも悩まずに、頭を切り替えてみましょう。ストレスの原因をなくそうとするのではなく、自分が感じているストレスをどうすれば減らせるのか、という視点で考えてみるとよい方法を思いつくかもしれません。

第Ⅲ章
メンタルヘルスに役立つ考え方
～仕事編～

　この章では、仕事をしているとぶつかるであろうさまざまな壁や疑問に対して、どのように考えれば、スムーズに乗り越えられるかに注目し、その対処法について書いてみました。いずれも、長い仕事人生の中で誰にでも起こりうる問題だと思います。対処の方法は皆さんそれぞれ。これを読んだ皆さんが、「こんな風にも考えられるのだな」と、心が少しでもラクになって頂けるといいなと思います。

A. 評価されない……

　人は誰しも周りの人から評価されたい生き物です。特に、仕事に関して、上司からよい評価をもらいたい、同じ職場の人にきちんと評価されたいと思う気持ちは当たり前の感情です。人から評価されることで、仕事へのモチベーションが上がり、その結果、よい仕事が生まれます。アメリカの心理学者ハーズバーグが、アメリカの企業を対象に調査した結果によると、"仕事上の満足感をもたらす要因"としてあがったトップ5は、「①達成感、②承認されること、③仕事そのもの、④責任、⑤昇進」でした。達成感を得られたり、人から認められ評価されることで、もっと仕事を頑張ろう、良い仕事をしようというモチベーションがあがるのです。一方、"不満足要因"としては、上司との人間関係や、職場の環境などがあがりました。不

満足要因とは、仕事上、これらが欠けていると不満の原因にはなるけれども、これらが備わっているからといって満足できるわけではない要因とされています。つまり、上司との人間関係がよくないと不満足度は増すけれども、人間関係がよいだけでは、満足感を得られるまでにはいたらないということです。この結果からも、改めて、仕事をするうえで評価が必要なものであることがわかります。

　しかし、時には、不満足な評価しか得られないこともあるかもしれません。そんなときは、決して「自分は評価されていない……」と落ち込んでしまわないことです。こういう時は、落ち込みがエスカレートし、「自分は何をしてもダメな人間なんだ」と勝手な思い込みをしがちです。このような勝手な思い込みは、あなたの考え方のクセ。Ⅱ章でもお話しましたが「認知の歪み」と言われています。誰に言われたわけでもないのに、今回評価されなかったからもうすべてが終わりだ……などと、極端に一般化しすぎてしまうような考え方のことです。普段はあまりこういう考え方をしない人でも、自信を失ったり、弱気になっている時などは要注意です。このように、もし周りからの評価が得られず自信がなくなってしまったら、まず、自分で自分をほめること。せめて、一生懸命やった自分をほめてあげましょう。

　こうすることによって、誰からも評価されない→何をしてもダメだと落ち込む→自信がなくなって次も失敗するといった負のスパイラルを作らないですみます。

　元気をだすために、自分で自分にご褒美をあげるのもよいでしょう。ご褒美は何でも構いません。以前から欲しかったものを買うのもよいですし、マッサージに行ったり、コンサートに行ったり、とにかく元気がでるようなことをしてみてください。「ご褒美があるから、また頑張ろう！」と思えます。これは「外的動機づけ」と呼ばれて、モチベーションをあげるのによく使われる手です。このように、自分へのご褒美は、無気力になり仕事をするのがイヤになるのを防ぐのにも役立ちます。評価がもらえないことで、必要以上に落ち込んだり、やる気を失って潰れてしまうのは勿体ない

ことです。

　ただし、ちゃんと理解しておかなければならないのが、評価そのものの性質です。評価というものは、人に評価されるような結果が出るまでしばらく時間がかかるものです。今、力を注いだことが、すぐその場で目に見える結果となって現れることのほうが少ないでしょう。ですから、現段階で評価されなかったからといってやる気をなくしてしまうのは、時期尚早かもしれません。あせらず、あきらめず、自分を信じることが明日につながります。

　でも、あまりにも周りからの評価が気になって仕方がないという場合、それはもしかすると、周りの評価が自分の評価になってしまっているからかもしれません。つまり、周りの評価がすべてなので、周りから評価されなければ、自分自身の価値も実感できないというわけです。

　「偏差値社会」と言われるように、私たちの社会は、周りからの評価を自己評価とする傾向があります。偏差値は、あくまで「テストでの学力」というある1つの基準で測った評価でしかないのに、まるでそれだけが自分という人間や、人生そのものの評価であるように思い込み、振り回されていることが多いのです。外側からの基準だけでなく、自分自身の評価の基準をしっかりと持って、自分を評価できるようになれば、周りの評価に必要以上に振り回されることもないでしょう。そのためには、もっと世界を広げて、いろいろな人と関わり、いろいろな経験を積み、1つの価値観にとらわれない自分を作っていくことが必要なのかもしれません。

　よい評価をもらえば嬉しいし、やる気にもつながります。でも、評価にだけ振り回されないようになりたいものですね。

B. ほどほどこそ難しい

　"ほどほど"とか"適当"とかいう言葉は、よい意味にも、あまりよくない意味にもどちらにも使える言葉です。辞書にも、「ちょうど良い程度　徹

底しないこと・無責任なこと」と両方の意味が載っています。

　どちらかというと子どもの頃は、学校の先生や親からも「一生懸命」やることが大切で、「ほどほどに」やりなさいと、言われることは少なかったのではないでしょうか。

　特に、大人は、こどもや会社の新人が一生懸命に何かをやっている姿を見ると、それだけで満足したり、評価をすることも多いと思います。そのせいか、私たちは大人になってもなんとなく、ほどほどにすることに後ろめたさを感じることがあります。

　しかし、メンタルヘルスでは、この"ほどほど感"がキーワードになります。もちろん、いつもというわけではありませんが、「疲れているときは、いつもの60％くらいの力で仕事をする」「完璧主義で自分を追い詰めてしまう人は、ほどほどに手を抜く」などというように、"ほどほど"感が大切です。また、「ほどほどのお酒はストレスを解消してくれて体にもよい」といったように、しばしばこの言葉を使います。実際よいといわれることであっても、いき過ぎては、かえって仇になることが多いものです。

　たとえば、真面目なことは良いことなのですが、度がすぎてしまう場合、やはりいろいろと問題がでてきます。真面目すぎる人は、仕事が順調にいっている場合はいいのですが、自分のミスで失敗したときなど、ひどく悩み落ち込んでしまいます。また、何事にも全力投球して頑張るので、物事への優先順位をつけるのが苦手だったり、手を抜くことができず、仕事を抱え込んでしまい、結果的に自分を苦しめることにもなりがちです。何事も行き過ぎは疲弊をもたらします。疲弊は、心の余裕や、他人への寛容さまで奪うことになりかねません。

　しかし、特に、一生懸命やることが美徳とされてずっと頑張って働いてきた世代には、ほどほどに手を抜くことこそ苦手かもしれません。今まで頑張れ頑張れと言われて育ってきたのに、急に「そんなに頑張らなくていいですよ。」と言われるとかえって戸惑い「ほどほどの加減がわからないから、困っているんです。」とおっしゃる方もいます。

　時代は変わり、今年辺りからいわゆる、「ゆとり世代」と呼ばれる若者が

社会で働き始めています。彼らが小学校に入学したのが1992年前後。この年から第2土曜日が休みになり、学習内容が変わりました。それまでの詰め込み教育を見直して、自主性や創造性を豊かに伸ばすことが目的とされています。

このゆとり世代の特徴としては、競争的でないこと、自分のやりたいことを探すことが得意、自分らしさを追求するなど"自分（個性）"へのこだわりが強いことなどが言われています。上の世代からみると、自分のペースを大切にして、自然体で頑張りすぎずにいられることはうらやましく思えます。ストレスもたまりにくいように見えますね。でも、かえって個性が大切といわれて育てられてきた分、社会人になってあるべき姿を求められるようになると、自由を奪われた感覚に陥り、とまどうことも多いようです。また、上の世代に比べて会社のルールや上司との関係にストレスを感じることも多いかもしれません。なかなか難しいものです。

どちらの世代も、今まで持っている価値観や良いところを大切にしつつ、ほどほどに変えていくことが必要になるのでしょう。一見、楽で簡単そうに見える"ほどほど"こそ、実は一番難しいことなのかもしれません。

C. 今の自分に迷ったとき

皆さんの中には、今の会社や、今の仕事で目標が見えず立ち止まっている方もいらっしゃるかもしれません。転職を考えていらっしゃる方もいるでしょう。今の立場やあり方に迷ったとき、自分がいったい何を求めているのか。改めて考えてみることが大切です。自分の中で満たされていない欲求は一体何なのでしょう。

こうした欲求を考えるときに、よく使われるのが有名な心理学者A.マズローの「欲求段階説」です。心理学だけでなく、経営やマーケティングの分野でも引用されることが多い説ですので、ご存知の方も多いでしょう。マズローは、人間の欲求を5つの階層に分け、ピラミッドのような層を成し

ていると考えました（図8）。欲求は底辺から始まっていて、低い層の欲求が満たされるとその上を目指すというものです。言い換えれば、いったん満たされた欲求は、もうその人を動機付ける理由にはならないというのです。

　人の欲求段階は、まず、根底に生理的欲求があります。食べ物、お金など、暮らしていくための欲求が第一欲求です。それが満たされると、安定的にその状態を維持していきたいという欲求が生まれます。その欲求が満たされ自分の境遇がある程度整うと、他人と関わりたい、集団に所属したいという欲求がでてきます。

　これを、会社員にあてはめて考えるとどうなるでしょうか。入社して職を得るのが第1欲求で、そのポジションを安定的に維持していきたいと考えるのが第2欲求、そして、希望の部署やプロジェクトに所属したい、グループや派閥に入りたいと思うのが第3欲求にあたるでしょう。そして、その集団の中で自分の力を認めてほしい、評価してほしいという承認の欲求が生まれます。これが第4の欲求です。ここまでの欲求が満たされると、最後に自己実現を求める第5の欲求が生まれるという仕組みです。

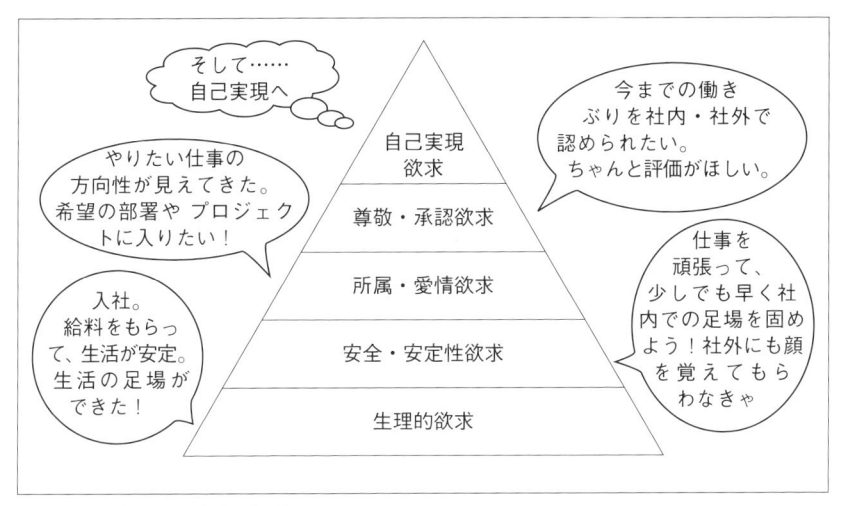

図8　マズローの欲求5段階説

今の仕事や、職場での在り方に不満がある方、また、自分でも何が不満かよくわからないけれど、このままでは何かもの足りないとモヤモヤしている方はまず、このマズローの欲求段階説に沿ってあなたが今どこの段階にいるのかを考えてみるとよいでしょう。自分がどの段階にいて、どの段階の欲求が強いのかがわかると、今後の方針がたてやすくなります。多くの皆さんが第3から第4欲求の辺りを行ったり来たりしているのではないでしょうか。なかなか第5の欲求を満たせる人はいないものです。また、満たせないからこそ、仕事を続けようと思うのかもしれません。

D. 変化の受け入れ方

　人生には環境の変化がつきものです。異動、昇進、転勤、結婚、子供の誕生、そして巣立ちなど、望むもの、望まないものさまざまです。個人的な変化ではなくても、会社の急速なIT化や、システムの大幅な変更といった組織内部の変化もあります。大きな変化としては、企業合併などを経験された方もいらっしゃるでしょう。このように、いくつもの環境の変化がある人生。嬉しいことも多い反面、今まで経験したことのないような問題にも向き合っていかなければならないときでもあります。

　環境の変化が引き起こすストレスの例としてよく知られているのが「五月病」です。たとえ、自分が希望して入った学校や職場でも、現実に接してみると急につまらなく思えたり、次の目標がなくなり何をする気もなくなってしまうというものです。「昇進うつ病」も、こうした環境の変化が引き起こすストレス病の1つです。昇進は嬉しさを伴いますが、一方で責任感も伴います。特に注意が必要なのが中間管理職です。昇進したのはいいのですが、上司と部下の板ばさみになって悩むケースも多いのです。

　異動や転勤に伴う、うつ病や職場不適応もよく聞きます。最近は、組織内部での再編が増えたことから、異動の機会が増えています。また、不採算部門の整理や組織の解体などで、今までとまったく違った職種に異動を

余儀なくされることもあります。不慣れな環境や仕事の内容にストレスを感じたり、今まで誇りを持って取り組んできた仕事ができなくなってしまったショックや怒り、目標を見失ってしまった喪失感が病気を引き起こすことはよくあります。

　また、環境の変化は、職場で起きるばかりとは限りません。家庭生活での環境の変化が起こす代表的なストレスに、「空の巣症候群」と呼ばれるものがあります。特に母親に多く見られるのですが、子どもの成長を見守ることが生きがいそのものになっていた場合、子どもが独立すると、それまで必要とされてきた母親としての役割が減り、ぽっかりと穴が空いてしまったようになってしまうのです。子どもが成長して独立し、巣立っていくことは嬉しい反面、寂しさが増し母親ではない自分としての存在に戸惑い、これからの人生どうやって生きていけばよいのかわからなくなってしまうのです。

　つまり、どのパターンのストレス病も今まで蓄積してきたスキルや経験が通用しないときや、役割の変化がおきたときにかかりやすいことがわかります。その根底にあるのは、戸惑いや不安です。では、この不安な気持ちはどうすれば解消するのでしょうか？

　まずは、あせらないこと。時が解決してくれるのを待つことが1つの手です。なーんだ、そんなことかとがっかりするかもしれませんが、過去の役割を卒業して新しい役割に移行するまでには、時間がどうしてもかかります。以前の役割が合っていて、居心地がよかった場合なおさらです。意に沿わない異動などをした場合も、その異動を本質的に受け入れるまでには時間が必要です。無理にじたばたせずに逆にどっしりと構えて、時が解決してくれるのを待つのも1つの手です。

　その際、気をつけたいのが過去を美化しすぎないことです。得てして、人は過去がよく見えるもの。辛かった過去でも、過ぎてしまえばよい経験だったと思えるようにできているのです。ですから、楽しかった過去ばかりを振り返らないこと。過去を振り返るならば、悪かったできごと、苦労した点、つらかった点も含めて思い出すことです。そうすることで、過去

に変に執着しないですみます。

　さて、その次には、新しい役割のどこが不安なのかについて考えてみましょう。不安な気持ちは、不安が漠然としているから必要以上に大きくなってしまうのです。どこが、不安なのかという点がはっきりすると、それだけで不安が少し減りますね。もちろん、不安の解消方法を具体的に考えてみることで、さらに不安を減らすことができます。何もせずに不安だ不安だと思っているときが、一番不安が高いのです。

　過去と現実に、誠実に向き合ってみることが、新しい役割を受け入れていく過程には必要なような気がします。

E. 笑顔の効果

　自分ではそんなつもりでないのに、「機嫌が悪そうだね。何かあった？」とか、「眉間にしわが寄っていますよ」などと、人から指摘されたことがありませんか？　駅で電車を待っているときや、歩いているときなど、ふと、目の前にある鏡をみて、「え、自分はこんな怖い顔をしていたんだ……」と気づいて愕然とすることもあります。忙しいと、ついイライラしがち。そんなイライラ気分が表情にも出てしまうことがあるでしょう。しかし、そうした仏頂面は、大体の場合マイナスに働きます。話しかけにくい雰囲気をつくり、同僚にも部下にも上司にも悪い印象を与えます。

　私は、昔、上司に「気難しい顔をしながら仕事をしても仕事が進むわけではないよ。だったら、機嫌のいい顔で仕事をしなさい。」と言われたことがあります。言われて気づきましたが、確かにその通り。気難しい顔をしていても、仕事は別にはかどるわけではありません。むしろ、イライラ顔で仕事をしていると、新たなストレスを生むことさえあるのです。

　たとえば、部下が何か相談をしたくてやってきても、あなたの表情を見て、また今度にしようと思いとどまってしまうかもしれません。相談は、何よりタイミングが大切です。知らず知らずのうちにタイミングをはずし

てしまい、その結果、問題が先延ばしになっていることもあるでしょう。あなたのイライラ顔1つでチーム全体の雰囲気が悪くなっているかもしれません。

　心理学には、ジェームズ・ランゲ説と呼ばれる説があります。この説は、人は「悲しいから泣く」のではなく、「泣くから悲しいのだ」と説いています。そんないい加減なことはあるかと一時批判を受けた説でもありますが、確かに、泣き始めると、悲しみが増して涙が次々にあふれることがあります。また、怒りだすと、怒りがこみあげてきて、とめられないということもあります。それと同じように、嫌な気分のときでも意識的に笑顔を心がけると、だんだん、不機嫌でいることが馬鹿馬鹿しく思え、そのうちふっ切れてプラスのエネルギーがでてくることがあります。

　昔から、「笑う門には福来る」という諺もありますが、これはまさに笑顔が生む効果のこと。また、笑いそのものにも、ウイルスやがん細胞を攻撃するリンパ球の一種、ナチュラルキラー細胞を活性化させる効果があるといわれています。笑うということは、なかなかすごい力を持っていますね。

　皆さんも、今日から職場で笑顔、笑顔。今までブスっとしていた人はいきなり変わるとびっくりされるんじゃないかと心配になるかもしれませんね。でも、そんな心配は無用。よい変化は、誰もが喜んで受けとめてくれます。

F. 人の心を動かすものは何か？

　ライブドアの元社長であるH氏が、東京地裁から実刑判決を言い渡された事件は皆さんの記憶にまだ新しいでしょう。腹心といわれていたかつての部下達との激しい対決はとても印象的でした。結局、「すべて部下のやったことで、自分はしらない」というH氏の言い分は裁判で却下されました。犯行の実行は、グループで絶大なる権限を保持していた被告の指示、了承なしにはありえないと一蹴されたのです。

かつて、「人の心は金で買える」と言ったＨ氏ですが、金や権力で買えたかのように思えた部下の心は、本当の意味で買えていなかったのでしょう。やはり、人の心をお金で動かし続けることはできません。それでは人を動かすものとは、一体何なのでしょうか。

アメリカの実業家でもあり作家でもあるデール・カーネギーは、人を動かすことについて著書の中で、「命令によって人を動かすのではなく、人の心を動かすこと」だと言っています。つまり、人に動いてもらいたかったら、人の心がどうすれば動くのかについて考えるべきだというのです。それにしても、人の心を動かすことくらい難しいことはありません。カーネギーは、これについて、まず、相手のことを尊重し、その人を必要としていることを十分に伝えることだといっています。

つまり、部下であれ上司であれ、相手のよいところをみつけて、相手を必要としていることを日頃からちゃんと伝えることが、人を動かす原動力になるということなのでしょう。確かに、自分の意見や、やり方を尊重し必要としてくれていることがわかれば、誰でも嬉しいものです。そして、認めてくれた人のために頑張ろうと自然に思えてくるものです。ですから、相手の粗探しをする暇があったら（現実的にはとかくこうなりがちなのですが）、日頃からコミュニケーションをとって、相手のよいところを積極的に見つけ、口に出してほめていくことが、結果的に自分にとってもプラスに働くというわけです。

人を動かすというのは、よく考えれば大それたこと。それでもしたいと思うなら、まずは自分が本気で人と向き合う謙虚な姿勢が必要になるのでしょう。

G. 理解し合えないと嘆く前に

以前、台湾に海外赴任になったＡさんは、「我が社の台湾人のスタッフは、大らかでよいのですが、あまり時間を守ってくれず困っています。」と話し

ていました。日本のビジネス社会においては、時間や期限を守ることは大事なマナーであり、信頼の証しとなるところがあります。しかし、何事にも大らかな台湾の人にはそれが通じずAさんは困っていました。日本の客先に提出する書類が期限になっても出来ていないので「とにかく急いで仕上げて」と言ってもスタッフはのんびり。困ったAさんは、「期限に間に合わないと、私はとっても困ってしまうのだ」とスタッフに言ったそうです。するとスタッフは、「Aさんが困る姿は見たくない」と言って、急いで書類を仕上げてくれたというのです。

単に急いで欲しい、といっても時間に厳しくない彼らにとっては効き目がありませんが、それによってAさんが困るのなら話は別。台湾の人がとても情が深いことに気がついたAさんは、それ以来、頼み方を変えたそうです。

このように、人種にはそれぞれの気質や価値観があります。こうした気質は、文化や土地柄に大きく影響されています。たとえば、日本人は一般的に粘り強く、長期的な視点にものをたって考えることができますが、それは、四季があることに関係しているといわれています。秋に種をまき、長い冬を越し、春を待ち望む。そんな日本人にとっては、当たり前でずっと続けてきた習慣が、自然に日本人の粘り強さを生んでいるのです。

一方、年中温暖で、いつでもそこら中に果物がなっている南国などでは、食料を備蓄したり、種をまき気長に芽がでるのを待つ必要性がありません。それゆえ、貯蓄をしたり、長期的な視点でものを考え、計画的にことを進めることが苦手だといわれています。

ですから、こういう国で生まれ育った人に、頭ごなしに「もっと計画性をもって行動しろ」と言ったところで、計画性を持つことの重要性がわからないかもしれません。

このような、根本の部分で理解しあえないという感覚は、何も外国人との間だけに感じるものではありません。たとえば、同じ会社にいても、新人と管理職といった世代や立場の違いなどから理解しあえないと感じることは多々あるかもしれません。もちろん、同じ日本人同士ですから根本的

な価値観の差は少ないでしょう。しかし、そういう思いがかえって仇になることがあります。

　人は、どこかで皆、「自分と同じ考えを持っているはず。」と思い込んでしまう傾向があります。特に、相手が親しい存在であったり、同じ職場など条件の似ている人が集まっているところでは特にそうです。それゆえに、身近に自分と全く違う考えの人がいることがわかると、ある種、裏切られたという感覚に陥ってしまうのです。しかし、これは思い込みです。同じ日本人として生まれても、たとえ、同じ会社に入っていようとも、生きてきた時代が違えば価値観も相当異なるでしょう。

　理解できないと感じるときは、嘆いて愚痴るよりも、思い切って外国人に対するのと同じように、もともと違う価値観を持っているのだというスタンスで、お互いを理解しようとする気持が大切なのだと思います。そうすれば、違いにとまどい、裏切られたような感覚を味わうことも少なくなるでしょう。また、価値観の違いを受容し、取り入れることが、今よりも楽にできるようになるのではないでしょうか。

H. パワーハラスメント

　パワーハラスメントを原因とした自殺（当時35歳、会社員、男性）を労災と認めた初の司法判断が下りました。数年前からよく耳にするようになった"パワーハラスメント"とは、上司など地位や権力のある人が、その力を利用して言葉や態度、文書などで嫌がらせを行うことを指します。嫌がらせの種類はいろいろありますが、多くの場合、上司が部下に対して、繰り返し必要以上に厳しく叱責したり、大声で怒鳴ったり、人格を傷つけるようなことを言って働く環境を悪化させる、あるいは退職を強要するなど雇用不安を与えるといったことが挙げられます。

　問題な点は、パワーハラスメント対策がまだ多くの企業で施されていないということです。受け手にとってそれが嫌がらせだと判断されれば表面

化する可能性もあるのですが、その基準が定かではなく、被害者もパワハラを受けているという認識が薄い場合が多いのが現状です。さらに、加害者である上司の自覚が無いということも、パワハラを助長する原因になっています。

では、この労災と認められたパワーハラスメントの件では、どのような点が労災と認められると判断されたのでしょうか。

この件では、上司が自殺した部下の男性に対して、日頃から「存在が目障りだ。居るだけでみんなが迷惑している。お願いだから消えてくれ」「仕事しないやつだと言い触らしてやる」「給料泥棒」といった言葉を浴びせています。上司の言葉は、この部下のキャリアだけではなく人格や存在も否定するような言葉で、嫌悪の感情も認められます。そのことから、裁判長は上司の言葉が過重なストレスとなってうつ病になり自殺したと判断しました。たしかに、これは上司の指導の範囲を超えた言葉と言わざるを得ません。

この男性は、遺書で、上司を見返してやろうと思っていたが、突破口も無く上司と話ができる環境がなくなってしまった。自分の努力とやる気が足りないのだと痛切に感じ、みんなに迷惑かけてしまったと述べています。また、残される家族のことや、転職など残された選択肢もあるだろうが、気力がなくなり、死を選ぶしかないという追い詰められた心情も書かれていました。とても痛ましい内容です。

もし、皆さんがパワハラに悩んでいたら、このように追い込まれる前に、1人で悩まず、まず職場であなたの気持ちをわかってくれる人をみつけ相談してください。産業医に相談したり、会社の労働組合、労働基準監督署の相談窓口、総合労働相談コーナーなどに相談するのもよいでしょう。その際は、パワハラだと思われるようなことを、書き留めておくなど、証拠を残したものを持参するとよいでしょう。

また、精神的につらく、心身に変調をきたすようであれば、心療内科や精神科の受診も早い段階でおすすめします。

さらに対策としては、日頃から、仕事とプライベートの時間をはっきり

わけておくことも必要です。意識的に気持ちを切り替え、仕事以外の時間では、自分自身のために楽しいことをどんどんしましょう。上司が吐く心ない言葉で、けして自分を嫌いにならずに、自分を信じて好きでいましょう。自分で自分を嫌いになると余計にストレスがたまってしまいます。そして、自分のよいところ、できるところを何でもかまわないので書き出してみましょう。いくつもよいところを書き出すうちに、自分にはこんなによいところもある、捨てたものではないと自分の価値を見直せるでしょう。

I. 上司と後輩の板ばさみでつらい

　年次が進むと出てくる悩みが、上司と後輩の間での板ばさみです。上司と後輩、どちらをとるか？　結構切実で難しい問題です。もちろん両者とうまくやれるに越したことはないのですが、実際は、どちらも立てて、どちらにも恨まれずに事を進めることはなかなかできません。上司にとっても後輩にとっても、仕事の中核となって働き、双方をとりもってくれる皆さんはなくてはならない存在です。上司から愚痴をこぼされ、後輩からは相談を受け、どちらの立場もわかるからこそ、板ばさみ状態が生まれます。

　さて、上司の意見を優先させる場合、上司受けもよくなりますし、なんだかんだといっても仕事が進めやすくなるでしょう。上司との折り合いが悪いことは、職場のストレスの中でも上位を占める事柄ですから、上司とうまくやれるにこしたことはありません。可愛がってもらった場合、いろいろな場面で引っ張ってもらって出世などにも有利になるかもしれません。

　しかし、上だけを見ていると、「上にはいい顔をする人」と思われ、後輩はついてきてくれなくなるでしょう。後輩というものは、特にそういう人に敏感です。人間的な魅力にも関わってくる部分です。下の人間がついてきてくれないようでは、仕事は進められませんね。それに、結局のところ、これから先、長い間一緒に仕事をしていくのは後輩だということを忘れてはいけません。

結局、どちらをとればよいかという問題に明確な答えはないかもしれません。でも、どちらにしても確かなことは、中間に立つものとして、両者の話をちゃんと聴くという役目を果たすことだと思います。
　"きく"という漢字には、"聞く"と"聴く"、さらに"訊く"という字もあります。ただの音や情報として耳に自然に入ってくるものを捉える場合は、"聞く"、身をいれて相手の話を理解しようとする場合は"聴く"、そして、相手に何か質問をしたり、答えを要求する場合は、"訊く"を使います。私たちは、このように目的によって相手の話を聞き分ける必要があります。後輩の相談に乗る場合には、事実関係を確認して、対応なり処置を指示する必要もあるので「聞く」ことも大事ですが、そのことで部下が悩んでいるようであれば、その思いや気持を汲み取って「聴く」ことも必要なのです。
　では、相手が話しやすくなる、良い聴き方をご紹介しましょう。

---

①相手の言葉を最後までじっくり聴く
②相手の気持ちを受け止めるつもりで聴く
③ゆっくり話す。責めない・詰めない
④うなずく。目を合わせる、穏やかな表情で
⑤理解できないことは（理解したいから）と再度聞き返す
⑥結論を急がない

　このように、両者の話をじっくりと聴くことによって、気持ちが落ち着き、問題点も整理されます。それだけでも解決につながることがあるものです。聴いてもらえたという感覚は、自分を受け入れてもらえたという感覚につながります。
　それしても、中間の役割というのは大変なものです。実際、出世して中間管理職になったとたん、それまではなかった腹痛や頭痛などの身体症状が出る人もいます。なかには、上司や部下が心の病にかかったために奔走して、自分が倒れてしまう人もいます。自分が燃え尽きてしまわないよう

にも、気をつけなければなりません。いつも、上司と後輩に挟まれて頑張る必要はありません。先輩として頼りなく思われてしまわないか、せっかく期待してもらっているのにその期待を裏切ることになるのではないかと考えすぎていませんか？

　自分がきつくなってきたなと感じたら、上司にも部下にもある程度頼る姿勢をみせてしまいましょう。むしろ、そうした弱みをさらすことも必要です。弱みを見せることは、決して悪いことではありません。周りの人たちもあなたのことを理解できるよい機会になります。弱みが魅力になることもあるでしょう。上司と後輩の間で頑張る皆さんがいなければ、職場は成り立ちません。頑張る皆さんを応援しています。

J. 1年を振り返る

　新人のころ、「勤務年数が増えるにつれて、1年が短く感じられるようになるよ」と先輩に言われたことがあります。それを聞いたとき私は「あれ？　その反対ではないのかな？」と思いました。何事もそうですが、新人の1年はすべてが新しいことだらけで、あっという間に過ぎてしまい、年を追うごとに流れがゆっくりになるのかなと思っていたからです。しかし、勤めているうちにその先輩が言っていたことが理解できるようになりました。仕事を始めて何年かたつと、同じような出来事の繰り返しで、あっという間に1年が終わってしまったということがよくあります。

　もちろん、その間、仕事の内容が変わったり、人の入れ替えがあったりと変化はありますが、気をつけていないと、あぁ、また1年が過ぎてしまったということになりかねません。最近は、社会もインターネットや携帯社会。昼夜の区別がつきづらく、社会全体からメリハリが欠けているような気もします。

　そこで、メリハリをつけて次へのステップになるように、1年に1度自分を振り返る機会をもつことをお勧めします。時期はいつでもよいのですが、

やはり、世間の気分が高まっている年末年始がよいでしょうか。同じように見える1年でも、いろいろなことが起きているはずです。よかったこと、納得いかなかったことなどたくさんの出来事が今年もあったことでしょう。

　よくないことがあった、もしくは思いがけず、うつ病など心の病気になってしまった方もいらっしゃるでしょう。心の病にかかった多くの方が、まさかそんなことになるとは思わなかった。自分とは無縁のことだと思っていたのに、とショックを受けることが多いものです。しかし、心の病は、決して他人事ではありません。実際、患者さんをみているとよくわかりますが、バリバリと仕事をしているように見えていた人が突然、こうした心の病にかかり、本人も周りもびっくりするというケースがあります。

　うつ病は、多くの場合、ストレスのある生活から離れて休養をとり、薬物療法や心理療法、環境調整を併せて行えば必ずよくなる病気です。でも、しっかりと休養をとらないと、再発しやすい病気でもあります。休職をする時は、早く復帰しなければと自分を責めたり、あせるのではなく、自分の考え方や仕事の仕方などをじっくり見直すよい機会と考え休むようにしてください。実際、長い会社人生、このような機会は誰にでも起こりうることだと思います。ここで休んでおくことは、決して遅れをとることでも無駄なことでもありません。そして、そのような自分を含めて自分ごと受け入れることが、会社人生だけでなく、自分の人生の次へのステップとなると私は思います。

　また、同僚がうつ病で休職したというケースも多いでしょう。職場の同僚が病気になると、心配であると同時に、自分の仕事の負担が重くなることも考えてしまいます。それもある意味当然のことでしょう。しかし、休職した同僚が職場に戻ってくることが決まったら、温かい気持ちで迎えてあげること。どう対応してよいかわからないという場合は、病気を意識して気を遣いすぎず、「よかったね」「心配したよ」といった言葉をかけてあげましょう。また、復職したといっても、身体も心の調子も100％ではありません。ゆっくり前進していく過程を見守ることで、同僚も職場で安心することができます。そうした周囲のサポートが、結果的にスムーズな復帰

を後押しします。

　職場のメンタルヘルスは、自分さえ元気で働ければよいという気持ちでは作られません。自分もそして同僚も元気に働いていこうという気持ちが大切です。そういう気持ちで働く人が多い職場は、忙しくても、多少のストレスがあっても、仲間で助け合い、励ましあえるので皆、元気です。心の病気が蔓延している職場は、やはり個人の問題だけではない、組織の問題であることが多いのです。だからこそ、職場として、メンタルヘルスに取り組んでほしいと思います。

　さて、話を元に戻して、今年の振り返りに戻りましょう。今年は特別変わったことがなかったという人も、もう一度よく今年あったことを振り返ってみてください。その際は、できたこと、頑張ったことをたくさんみつけてみて下さい。自分にもできることがたくさんあるということがわかると、これからの希望につながります。

　もし、目標を達成できなかった場合、それに対して頑張った自分がいるのならば、まず、そのことについて認め、十分に評価してみてください。まったくできなかったのならば、どうしてできなかったのか、次にはどうすればいいかを考えましょう。

　最後に、やり残したことがあったならば、無理に年内に終わらせたりせずに、思い切って新しい年に持ち越してしまいましょう。人間は、結果がでていないものや結末がわからないものに惹かれるという習性があります。少しぐらい、来年に残しておくのも1つの手かもしれません。

　やることがたくさんあって忙しい年末年始ですが、時間をみつけてぜひ振り返りをしてみてくださいね。そして、それが終わったら改めて心をゆっくり充電させてあげてください。

第Ⅳ章
メンタルヘルスに役立つこと
～日常生活編～

　この章では、日頃の暮らしの中で、メンタルヘルスを保つためのいくつかの工夫についてお話します。ちょっとした工夫によって、気持ちや体がスッキリして明日への元気が生まれます。できるだけ、誰もが、いつでもできそうなことを中心にまとめています。ぜひ、参考にしてみてください。

A. 家に帰っても仕事のことが頭から離れない

　皆さんは、職場から一歩離れたら、仕事のことが忘れられますか？　それとも、気になってズルズルとひきずってしまう方ですか？
　職場を出ても、夜眠るときまで仕事のことが頭から離れず、結局眠れないという人が結構います。これでは、職場を離れていても、仕事をしているのと変わりがありません。仕事のことを考え続けていれば、何か新しい発想が思い浮かぶかもしれないと考えるかもしれませんが、実際は反対のことが多いものです。堂々めぐりの思考回路に陥り、余計に効率が悪くなるのがオチです。
　そもそも、仕事から離れて自由になれる時間は1日のうちにごく限られています。この時間を有意義に使うためにも、きっぱりオンとオフの切替ができるようになりたいですね。しかし、無理に気持ちを切り替えようとしてもそうはいかないもの。こういう時は、"場面"を意識的に切り替えるこ

とをお勧めします。

　たとえば、友人とご飯を食べにいく、あるいはスポーツクラブに行くことなどは、場面の切り替えのよい例です。しかし、毎日となると難しいかもしれないですね。かえって疲れてしまうかもしれません。そんな時は、日常生活の中で、ちょっとした場面の切り替えをたくさん設けるとよいでしょう。

　独身の人に多いパターンが、コンビニでお弁当を買って帰り、テレビを見ながら食べ、そのままごろごろして、適当にシャワーを浴びて寝るという生活パターンです。しかし、この流れ作業的な行動パターンでは、なかなか気持ちの切り替えができません。簡単な料理を作る、シャワーではなくお湯をためて湯船につかる、というように手を動かし体を動かし、メリハリのある行動をしてみましょう。このように、意識的に1つ1つの日常生活の動作をきっちりと行うことによって、自然に場面の切り替えができてきます。帰り道、いつもと違う道を歩いたり、遠回りをすることも効果的です。いつもと違う風景を見たり、少し遠くまで歩いて距離を感じることによって、精神的に職場と家との距離を置くことができます。特に、家と職場が近い人はそうした工夫が必要でしょう。

　今日は、仕事のことが頭を離れそうにないな、うまく気持ちの切替ができなそうだな、と思ったら、能動的に行動をすること。メリハリのある行動が、気持ちの切り替えにつながります。

B. 緊張がなかなかとれない〜腹式呼吸でリラックス〜

　私たちの生活の中では、緊張を強いられることがたくさんあります。締切や納期に追われることが続いたり、クレームに対応したり、大勢の前でプレゼンをするなど、ちょっと考えただけでも緊張する場面がたくさん思い浮かびます。

　緊張する場面が続くと、家に帰ってもどこか緊張がとけていないと感じ

ることがあります。そのうち、リラックスしていてよい場面でも緊張が続くようになってきたら要注意です。体がどこか強張っていたり、何か精神的に追い立てられるような気分が続くと、本当に疲れてしまいますね。そんなときに、自分がリラックスできる方法を身につけていると安心です。私たちには、緊張しなくてよいリラックスした時間が必要なのです。

　人は、ストレス状態にあると、無意識に呼吸が浅くなります。呼吸が浅い状態では、脳を含めた体全体へ酸素が行き届かず、リラックスした状態が得られません。疲れている時や眠い時にあくびがでるのも、脳が酸素を欲しがっているからです。反対に、気持ちが落ち着いているときは、呼吸もゆったりとし、体も楽になります。つまり、どんな時にでもゆったりとした呼吸ができるようになれば、緊張がとけ、リラックスがもたらされるというわけです。そこで、お勧めするのが「腹式呼吸」です（**表5**）。

　私たちが通常行っている呼吸は「胸式呼吸」と呼ばれていますが、「腹式呼吸」は、その名の通り、お腹をふくらませて息を吸い込み、お腹をへこませて息を吐き出します。実際は横隔膜の上下運動による呼吸のことなので、横隔膜呼吸ともいいます。この横隔膜は健康にとって、とても大事な機能の一部です。

　この「腹式呼吸」をとりいれているのが、「ヨガ」です。今では、世界中に広がったヨガ。最近のヨガは、従来の瞑想を目的にした古典的なものからアレンジされ、運動量が多くワークアウト的な要素が強いものまで幅広

表5　腹式呼吸のすすめ

最初は仰向けに寝て練習しましょう。
慣れてきたら、座ったり、立ったままでもやってみましょう。

①ひざを曲げ、腰を十分に床につけます。
　両手をお腹にあてて、おなかの温かさに意識を向けます
②ゆったりと、息を吐きます。このとき腹筋を使ってお腹をへこまします。
③今度は、鼻からゆっくりと息を吸い、お腹をふくらませます。

　これを1分ほど繰り返してみましょう。

い種類のヨガがあり、スポーツクラブなどでも気軽に楽しめます。なんといってもヨガをやると気持ちがすっきりとして爽快感が得られます。腹筋を始めとする普段使わない全身の筋肉をたくさん使うため、内臓の動きや代謝もよくなり、終わったときには体がぽかぽかします。

　もともと、"緊張するとお腹が痛くなる"など、ストレスや緊張とお腹の関係は深いものです。腹式呼吸を生活の中に取り入れることによって、気持ちが落ち着き、自分自身の感情もコントロールできるようになるでしょう。

C. ブログ・日記・書くことでカタルシスを得る

　昔から日本人は日記を書くことが好きといわれていますが、最近の調査でも、ブログ（日々更新されるWebサイト上の日記）を世界で一番書いているのが日本人であることがわかりました。今まで、ブログで使用されている言語は英語が一番多かったのですが、その英語を抜いて日本語が一番になったということから、この事実が明らかになったのです。世界の人口の2％に満たない日本人によるブログが、英語のブログより多いというのは驚きですね。

　ブログは、個人的な日常の生活を不特定多数の人に公開するという点で、日記とは少し目的が違いますが、定期的に文章を書くということにおいては同じです。

　日々の記録という目的のほかに、人には言いにくい不満などを誰にも気兼ねせずに書くことによってストレス解消にもなります。つらかったこと、嬉しかったことなどを含め、感情を書き出すことによって心を開放する人は多いでしょう。カタルシスが得られる、つまり、心が浄化されるのです。

　日本人は、どちらかというと感情表現や自己主張が苦手な国民だと言われていますから、日記やブログというものを介して、自分の感情や考えを表現し気持ちの整理をして、次へのステップにとつなげているのでしょう。

また、問題となっていることを書き出すことによって、事実の整理が可能になります。その時には気がつかなくても、書き出すことによって、だんだんと、人間関係やその時の状況など、周りの環境によって自分がどのような影響を受けたのかがわかります。ストレスとなる要因がわかれば、次からその要因に注意したり、回避したりと対処法を考えることも可能になります。つまり、日記は、立派な自己管理方法にもなります。

　日本文学を研究していたドナルド・キーン博士によると、第2次世界大戦中、戦地という過酷な状況においても多くの日本兵が手帳に日記をつけていたそうです。手帳には、事細かに戦地の状況や、個人の内面が吐露されていたことがわかっています。結局、米軍に捕らわれた兵士によってこの記録が見られて、日本軍の状況が米軍に伝わってしまいましたが、キーン博士は、これらの手帳を翻訳し、「世界中でこれほど日記に内実を賭けている民族はいないのではないか。ここには何か日本の秘密があると確信するようになった。」といっています。

　日本人にとって、日記をつけることは特別に大事なことなのかもしれません。

　また、1日の最後に落ち着いて日記やブログなどを書く時間を持つことそのものが、メンタルヘルスにとって非常によいことです。1人になって、自分と向き合い、その日あったことを振り返りながら1日を終える、そんな時間を設けて気持ちをリセットすることで、ストレスを溜めずに毎日を過ごすことができるようになります。

　また、ブログのように、いろいろな人に公開するという目的があれば、いつもは気にとめないような小さなことにも興味や楽しみを覚えるのではないでしょうか。きっと毎日の生活が今以上に生き生きとしてくるかもしれませんね。どちらにしても無理せずに楽しんで続けることが大切です。そうやって続けられた日記は、あなたの気持ちや生活を彩り豊かにしてくれるでしょう。

D. 自分にあったスポーツで生きがいを

　スポーツ（sport）の語源は、ラテン語の"disportare"。「仕事から離れてくつろぐ、楽しく遊ぶ」という意味だそうです。スポーツと言うと、学生時代の部活を思い出して、辛くて耐えるものというように考えている方が多いのですが、この言葉の意味するとおり、楽しんでやるものです。多くの皆さんが汗をかく喜びを大切にして、毎日の生活にスポーツを取り入れれば、ストレス病の方の数がぐっと減るのではないかと思います。

　また、スポーツを定期的にすることは、皆さんご存知の通り、生活習慣病などの予防にもなりますし、ストレスを解消し、心を健やかに保つためにも有効です。

　実際、運動習慣のあるビジネスマンと運動習慣のないビジネスマンそれぞれに、"心身の健康に差があるかどうか"を調べたところ、運動習慣のない人はある人に比べて、「肩こり」、「疲れやすい」といった身体の症状から、「悪口を言われているような気がする」、「何をするにも億劫」、「朝起きると気分が悪い」といった精神的な面にいたるさまざまな症状を多く訴えていることがわかりました。スポーツは、心身のバランスをとる大事な役目を果たしているのですね。

　日ごろスポーツと縁のない生活をされている方は、1日15分、無理のない範囲で日常にスポーツを取り入れてほしいと思います。

　今までスポーツのお話をしてきましたが、もちろんスポーツでなくても、自分にとって仕事以外に生きがいとなるようなことがあればそれを楽しむにこしたことはありません。生きていく上での、あなたの"元気の素"になるようなものです。スポーツにせよ、何にせよ、"仕事以外"で楽しんでできる何かを多く持つことは、毎日を活き活きと暮らしていくためのコツです。仕事や家庭など、さまざまな問題に行き詰った時、こうしたストレス解消法があると上手に壁を乗り越えられます。さて、あなたには、いくつ"元気の素"がありますか？　そして、"元気の素"をちゃんと、活用し

ていますか？

E. 自然とのふれあいで元気を取り戻す

　なんだか元気がでないな、疲れているなという時の簡単なエネルギーのチャージ方法は、なんといっても緑や自然に触れること。どんなに人間が文明化しようと、やはり長い間、自然の中で生活してきた生き物であることを忘れてはいけません。疲れた時は、自分の家に帰るように、本来の居場所であった自然に帰ることが特効薬になります。

　精神的に参ってしまって、何もやる気が起きないとき、家でじっとしているのも良いのですが、一歩外に出て公園に行ってみましょう。ベンチに座って目を閉じていると、日頃気がつかなかった風の音が聞こえます。まぶたにはやわらかい光が射すのを感じ、木々や花、そしていろいろな香りが漂ってくるのがわかるでしょう。ゆっくりと深呼吸をすれば、たくさんの空気が体の中を駆け巡ることを感じます。そうやって、体を自然に任せていると、忘れていたいろいろな感覚が戻ってきます。

　人は、忙しすぎると、感情や感覚が麻痺してしまうことがあります。たとえば、体のどこか調子が悪くても、それがいつものことになってしまうと、痛みを感じることさえなくなってしまいます。過労死などはその良い例です。倒れるまで自分の具合の悪さに気がつかなかったということが起こりうるのです。

　また、あまりに忙しすぎると、感情が希薄になることもあります。忙しいと、とにかく予定をこなそうとするあまり無意識のうちに考えることをやめる習慣がついてしまいます。たとえば、仕事で疑問に思うことがあっても、深く考えずに黙々と目の前にある課題をこなしたり、本当は、こうしたほうがいいなと思うことがあっても言い出さずに今までの方法を続けるなど、自分の考えにフタをしてしまうわけです。なぜなら、そのほうがラクだから。時間がないのに、そんな小さなことにこだわっていられない

と言って考えるのをやめ、これをずっと続けていると、本当に何も考えない、何も感じない人になってしまいます。感じる心がなくなることは、とても恐ろしいことです。自分が何も感じることができなければ、同様に、人の感情を汲み取ったり、気持ちを考えることもでません。

　人の相談にのるときは、「相手の気持ちを受け止め、理解しようとして話を聞くことが何より大切」といいますが、これなどは言い換えれば、相手の身になって相手と同じ気持ちになろうとすることです。しかし、自分がなにも感じることができなくなってしまったとしたら、とてもではありませんが、相手のことなど理解できません。人間関係に支障がでて、仕事はおろか、日常生活も送れなくなってしまうでしょう。そんな人間にはなりたくありませんね。人間らしくいるためにも、最近、なんだか疲れてしまったな、何を見ても聞いても心が動かないなと感じたら、自然の中に体を置いてみてください。自然に身をゆだねることによって、人間本来の機能がよみがえってきます。

　エネルギーがチャージされれば、心に余裕が生まれ、感じる心がまた生まれてくるでしょう。

第Ⅴ章
女性のためのメンタルヘルス

　この章は、女性のメンタルヘルスに関するお話しをまとめてみました。最近は、結婚して、子どもも産んで、仕事も頑張って、さらに若く美しくい続けようと頑張っている女性がたくさんいます。輝いている分、その努力も並大抵のものではないでしょう。そんな女性の皆さんに送りたいメッセージは、「頑張りすぎず、力みすぎず、こだわりすぎず」。頑張る姿も美しいですが、心の余裕を持つことも必要です。その余裕が、人間的な美しさを生みだします。疲れたとき、ぜひ読んでみてください。今より少し、心の余裕が生まれると思います。

A. 女性に特有のメンタルトラブルに気をつけよう

　日本の自殺者総数は、1998年以降10年連続で3万人を超えています。もうこれ以上、更新してほしくない記録です。ところで、皆さんは、この数字の男女内訳をご存知でしょうか？　答えは、男性が7割、女性が3割です。この割合は、毎年多少の変動はあるものの、調査が始まって以来それほど大きく変わっていません。つまり、自殺者は圧倒的に男性が多いのです。
　しかし、一方で、自殺の主な原因となるうつ病にかかるのは、実は女性が多いこともわかっています（図9、図10）。もちろん、ここには見落とし

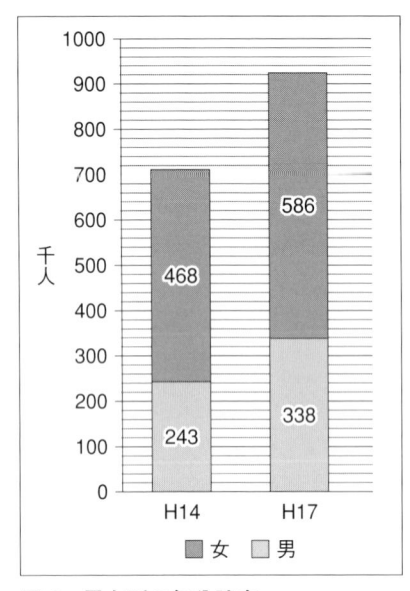

図9 男女別の気分障害
　　　（躁うつ病を含む）受療患者数
　　　（厚生労働省「平成17年度患者調査」）

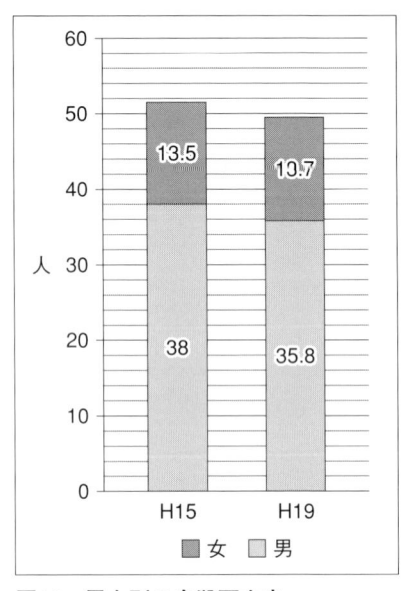

図10 男女別の自殺死亡率
　　　（人口10万人あたり）
　　　（厚生労働省「平成19年人口動態調査」）

てはいけない点もあります。この数は、あくまで病院を受診している人の数字だということです。つまり、うつ病にかかっていながら、病院を受診していない"かくれうつ病"の男性がたくさんいるかもしれないということです。

　一般的に、男性と比べて女性の方が、病院に行くことにためらいを感じる人が少ないような気がします。他人に悩みを打ち明けることに抵抗がないということも、病院への受診数に関係しているのでしょう。女性は、相談をして気持ちが軽くなった、すっきりしたと言う方も多く、感情を外に出すことが上手です。ですから、うつ病にかかったとしても、きちんとした治療を受け、自殺するまでに追いこまれないのかもしれません。

　しかし、女性がうつ病にかかりやすいというのは事実であり、これを軽視してはいけません。女性ホルモンが、メンタルバランスと密接に関わっ

ているため、女性はメンタルのトラブルにかかりやすいのです。生理前には、女性ホルモンの影響で、イライラしたり、気持ちが不安定になったり、身体がだるくなったり、妙に眠たくなるといった症状がでる人も多いでしょう。何度経験しても、自分ではコントロールがなかなか利かないためつらいですね。また、妊娠・出産や更年期をきっかけにトラブルが発生することもよくあります。

　男女を問わず、環境が変わったときは、さまざまなストレスにさらされやすいものですが、特に女性はこうした人生の節目にメンタルのトラブルを発症しやすいでしょう。人生の節目には、自分でも気がつかないうちに、ストレスを受けていることを自覚して、まずは無理をしないこと。そして、遠慮せずに、周囲のサポートを進んで受けてしまいましょう。なんでも1人でやろうと力みすぎないことがポイントです。

　まだまだ日本では、"家のことは女性の担当"という考え方をする人が老若男女を問わず多いものです。外で働いていても、子どもの送り迎えも、家事も全部自分でやらなければならない！　と、自分で自分を追い詰めてしまう真面目な女性がたくさんいます。海外などを見ると、子どもを産んでも当然のように働き、家事を分担しているカップルがほとんどです。開き直ってしまえばよいのですが、それができないから困ります。

　でも、どんなに頑張っても1人の人間ができることは限られているもの。自分さえ我慢すればよいと思って、何でも引き受けることはやめましょう。無理をして仕事を抱え込んでも、その責任感が仇になり本末転倒になることもあります。皆さんが倒れてしまっては、それこそ大変なことになってしまいます。

　人に仕事をふることができるのも、皆さんの重要な仕事。実際、仕事ができる人は、上手に周りに仕事をふれる人です。まずは、身近な家族（夫）を相手に仕事をふる練習を始めてみましょう。

B. 食事は心のバロメーター

　女性に多いメンタル系の病気としてもう１つ気をつけなければならないのが、食事に関する病気です。特に若い女性を中心に多くみられるのが拒食症、または過食症といった摂食障害です。

　食欲があるにもかかわらず意図的に食事をしない、または過度の食事制限によって痩せてしまうのが「拒食症」です。一方、反対に食べすぎてしまうのが「過食症」です。一見、反対の行為のように見えますが、根底には、どちらも「痩せたいという願望」があります。

　日本は、今や、いながらにして世界中の美味しいものを食べることができます。わざわざ外国に行かなくても、ちょっと街にでれば、世界でもトップレベルの味を楽しめるレストランがたくさんありますね。

　貧しくて、十分な食料を口にすることができなかった時代には、人は、飢えに苦しみ、栄養失調に悩まされてきました。経済的に豊かになった今では、こうした食に関する別の病気が問題になっているのです。

　摂食障害は、食行動の問題だけでなく、いらいら、落ち込みなどの精神症状が加わりますし、内臓疾患を招くことや、最悪の場合、死に至ることもあるので、きちんとした治療が必要な深刻な病気です。

　こうした背景には、社会の流れも関係していると思います。テレビや雑誌などマスメディアで注目を浴びている痩せたタレント達を見ているうちに、美的感覚が麻痺してしまうこともあるでしょう。また、世界的にも、痩せていること＝美の象徴であるかのように言われている世の中です。このような環境にいれば、痩せていることが素晴らしいことだと思いこんでも仕方がないかもしれません。そういう意味でも、現代文化の犠牲ともいえる病気でしょう。

　もちろん、それだけが食行動をおかしくする原因ではありません。ストレスや、人間関係などさまざまな要素も絡んでいます。ストレスから食べ過ぎてしまうということは、普通によくあることですね。特に、１人で食べ

る食事は、そうなりがちです。友達や家族と会話をしながら食べると、そんなにたくさん食べなくても満たされた気持ちになれますが、1人だとついつい食べ過ぎてしまうことがあります。満たされなかった気持ちを、食事に向けてしまった結果かもしれません。反対に、1人だと食事がおいしくなくてあまり食べられないということもあります。

食事には、その人の気持ちや状態が大きく反映されます。心の健康のバロメータともいえるでしょう。自分の心が栄養失調になってしまっていないか、食を通して確認しておくことが必要です。

C. 買い物、お酒、恋愛……最近依存しすぎていませんか？

皆さんは、ストレスが溜まっているとき、なんだか気分がモヤモヤするとき、または、何かつらいことや寂しいことがあったときどのように解消していますか？

よくある解消法は、買物にでかけたり、思いきりお酒を飲んだり、食べたりする方法です。心の中で満たされない思いを何らかの刺激で満たそうとするやり方です。別に高いものでなくても、買い物をすると、気分が落ち着いてなんだか満足しますね。こうした刺激で気分がすっきりするならば、それはそれでよいことです。

しかし、そうした刺激に慣れてしまうと、さらなる刺激を求め依存的になっていくので気をつけなければなりません。

買物、お酒、次から次へと恋愛を繰り返す、ギャンブルなど依存する対象はさまざまですが、心の中の空虚感を埋めるために、人は時として何かに依存的になってしまうことがあります。一時、寂しさやモヤモヤを紛らわすことはできますが、どれも長続きはしません。そして、多くの場合、依存によるツケが回ってくることになります。

食べすぎで太れば、それだけでストレスになります。女性にとって、スタイルの変化は大きなストレスですよね。借金、アルコール依存症なども

依存によるツケの代表例です。

　特に、女性にとってアルコール依存症は気をつけなければならない問題です。女性は、男性に比べて一般的に体が小さく、体内の水分率が低いこと、さらに女性ホルモンがアルコール代謝を邪魔することから、同じ量のお酒を飲んでも影響は男性の2倍になるといわれています。アルコールの摂取が短期間で、少量のお酒でも依存症になりやすいのも特徴です。

　主婦のアルコール依存症の一群は「キッチンドリンカー」と呼ばれていますが、これも、寂しさ、憂鬱感、むなしさなどを紛らわすために、アルコールに頼ってしまった結果です。「キッチンドリンカー」に限らず、アルコール依存症を治すのは容易なことではありません。日常生活の中では治せないことが多いので、入院が必要になることも多いのです。

　もちろん、何かに依存したくて依存しているわけではないので、そんな自分を責めて、余計つらい気持ちになってしまう人が多いのです。

　では、どうすれば、こうした依存を断ち切れるのでしょうか？

　依存を断ち切るためには、根本的には、その空虚感を生み出している原因と向き合わなければならないかもしれません。「夫が、もう自分に興味がない」「プライベートを犠牲にして頑張っているのに結果がでない」「好きな人が全然振り向いてくれない」本当は、そんな空虚な気持ちを生み出している原因に自分自身でも気がついているはずです。

　でも、そうした空虚な気持ちと真正面から向きあうと、生きているのが辛くなることも事実です。そういう辛さと向き合えなかったからこそ、何かに依存することになってしまったのでしょう。

　そんな時は、それ以上自分を追い詰めることをやめ、目先を変えてみましょう。たとえば、何か新しいことを始めてみるのはどうでしょうか。新しいことを始めると、思わぬ世界や人間関係が開けることがあります。また、それによって新たな目標ができるかもしれません。やるべきことがあると、人は、寂しさや虚しさを自然に忘れてしまいます。特に、誰かのために役立っていると感じられることをするとより効果的です。

　人間は、社会的にも健康でないと本当に健康だとは言えないというお話

しをⅠ章でしました。それと同じで、人は、誰かとの絆を感じたり、社会のために役立っているなと感じられることがあると、それだけで生きていることを実感できます。そうした実感が毎日の生活の中で少しずつでも得られていくと、心の中にあるどこか満たされない部分が徐々に埋まっていくと思います。社会のために役立つなんて敷居が高すぎるなと思ったら、ペットを飼ったり、植物を育てることだってよいと思います。水をやり可愛がることで、植物にも変化がみられます。そうした変化は、自分以外のために生きていることの立派な証になるでしょう。

D．5年後、10年後の理想を描きすぎない

　話題のレストランに行くと、お客さんは女性ばかり、ということがあります。若い人ばかりでなく、いろいろな世代の女性が集っているのも特徴的です。その光景は、とてもエネルギッシュで、パワーを感じます。それに比べて男性の姿を見かけることはごくわずか。寂しいですね。
　もちろん、女性がヒマだというわけではありません。仕事や習い事、そして家事の合間にちゃんと時間を作って、仲間とおいしいものを食べに来ているのです。生活をできるだけ楽しもうという気持ちにかけては、女性は男性に比べて断然貪欲です。
　そういう貪欲な志向は、生き方にも表れているような気がします。最近は、結婚して、子どもも産んで、仕事も頑張って、さらに若く美しくい続けようという人が多いですね。ドラマでも、妻、母、女性、社会人としてのいろいろな役をこなし、人生を精一杯楽しんでいる姿を描く主人公を多く見かけます。雑誌でも「5年後、10年後のなりたい自分を描こう！」というような特集がたくさんあります。
　たしかに、なりたい自分がはっきりしていると毎日の励みになります。疲れていても、もうちょっと頑張ろうという気持ちになれます。でも、一方で、こうした理想にとらわれすぎるのも問題です。生きていると、思い

通りにならないことがたくさん起こります。むしろ、思い通りに進むことのほうが少ないかもしれません。

たとえば、仕事で「10年後にはこうなりたい」という明確なビジョンがあったとしても、結婚、出産、育児、さらには家族の病気や介護、夫の転勤などで、そのビジョンを諦めたり、先延ばししなければならないことも起こります。独身の場合は、多少そうしたことは減るかもしれませんが、年齢を重ねれば重ねるほど自分だけの都合で将来を描くことができないのは同じでしょう。

でも、それはある意味仕方がないことかもしれません。年齢を重ね、持っているもの、立場、人とのつながりが増えれば増えるほど、自分のことだけ考えて行動することは難しいからです。それは言ってみれば、自分で積み上げてきた歴史でもあります。その歴史を無視して、自分だけの都合や夢を優先させても、後悔することになるかもしれません。それに、自分だけでは開けなかった世界が、家族によってもたらされることもたくさんありますね。

ですから、あえて5年後、10年後のビジョンを明確に描きすぎないことも大切だと思います。理想を持つことは大切ですが、あまりにそれにこだわりすぎないこと。変化は人生につきものです。その変化に合わせて、時には、今まで持っていた価値観や理想を一度置く勇気をもちましょう。その時々のタイミングや、さまざまな出会いの中で、新たな可能性を探せるようになれるとよいですね。

第Ⅵ章
海外赴任者とその家族のメンタルヘルス

　この章は、今、世界に約42万人いる海外赴任者とその家族の皆さんのメンタルヘルスに関するお話です。住み慣れた日本を離れた暮らしには、独特なストレスがつきものです。その独特なストレスに、どう対処していくかが、駐在生活を快適に送れるか否かの分かれ目になります。また、海外では体、心ともに病気にかかると治療が大変です。そのためにも、病気にならない生き方を日々実践していくことがなにより大切です。

　今、海外赴任中だという方、そして将来可能性のある方、またそのご家族など、幅広い皆さんに読んで頂きたいと思います。

A. 海外赴任者とその家族 42 万人のメンタルヘルス事情

　サラリーマンである以上、日本各地、あるいは海外に転勤という可能性は誰にでもあるでしょう。海外だけに限ったことではありませんが、私生活、仕事など大きな変化を伴う「転勤」は、働く人の大きなストレスの要因になります。

　さて、いまや海外に住む日本人は、2005年に初めて100万人を突破して以来増え続け、2007年のデータでは約108万人にのぼっています。このうち、企業から派遣されたいわゆる海外赴任者とその家族は約42万人です。少し前までは、一部の大企業や業種に限られるものという認識が強かった

海外赴任。しかし、今では、製造業を中心とした中堅・中小企業の海外進出が増え、その比率も2000年の12.5％から2007年には21.3％へと増加しています。まさに、どんな仕事をしていようとその可能性があるのが海外赴任です。また、赴任地域も、圧倒的に多かった北米から、安くて豊富な労働資源を活かして世界の製造拠点となりつつあるアジアへとシフトしています。海外赴任者の数だけでみれば、アジア地域の滞在者数は北米を抜いており、当面はアジアが主要な赴任先地域になると予想されます（図11、表6）。

　昔からアジアは"近くて遠い国"と言われています。距離的に近いがゆえに比較的楽な気持ちで赴任できる分、かえって理解できないことに歯がゆさを覚えたり、その違いにいらだちを感じることが多いかもしれません。

　さて、このような状況の中で、注目すべきは海外赴任者の39％が神経症圏、20.9％が抑うつ状態であることがわかっています。かなりの割合でメンタル的な問題を抱えているということです。皆さんは、これを当然と感じるでしょうか。それとも疑問に感じるでしょうか？

　海外に住み、働くことは、当然悪いことばかりではありません。異文化を理解する力、現地スタッフとのコミュニケーション力など、海外での勤務の基本となる経験そのものが、今後の仕事にも活きてくるでしょう。さらに、少人数のスタッフで多くのことを対処していかなければならないことも多いでしょう。そうした環境は、対処能力のアップなどにもつながっていきます。また、1度でも日本から離れ一定期間を海外で暮らすことによって、日本では見えなかったものが見えてくるのも確かです。知りえなかったことや、ものへの興味が自然に増し、自分の幅が増えたと感じることもできます。

　しかし、住み慣れた日本よりも、圧倒的にいろいろなサポートが不足しており、個人差がでやすいため、心身ともに健康でいるためには、それなりに気をつけていなければならないことも事実です。そのためには、海外で働く人やその家族ならではのストレスを知って、それに対して個人レベルでどう対処していくかがポイントです。病気になってからの知識ももち

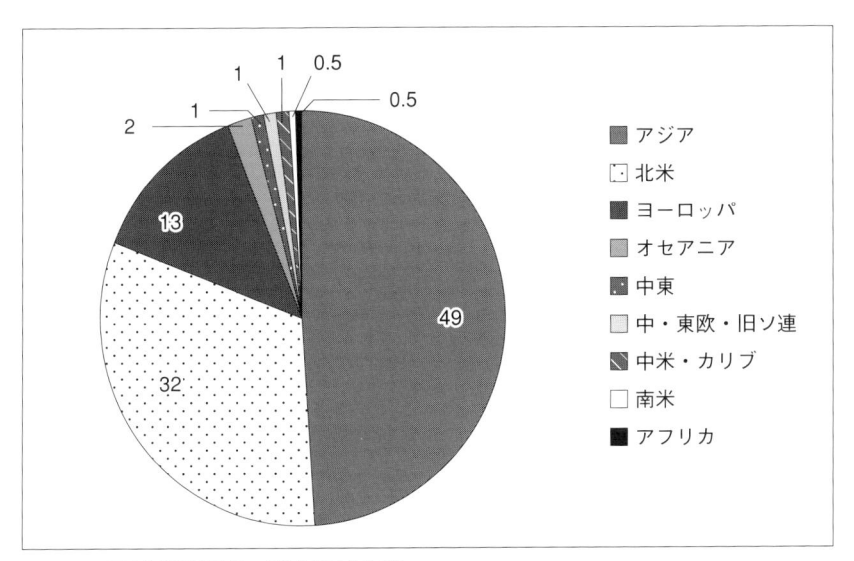

第Ⅵ章　海外赴任者とその家族のメンタルヘルス　69

図11　民間企業関係者の滞在地域内訳
（外務省「平成20年速報海外在留邦人数調査統計」）

表6　海外長期滞在者（3ヵ月以上）の滞在都市ランキング推移（万人）

H19（2007年）	H17（2005年）	H9（1997年）
①上海（4.8）	①ニューヨーク（4.6）	①ニューヨーク（4.6）
②ニューヨーク（4.0）	②上海（4.0）	②シンガポール（2.6）
③ロサンゼルス（4.0）	③ロサンゼルス（3.4）	③香港（2.6）
④バンコク（3.1）	④バンコク（2.6）	④ロンドン（2.2）
⑤ロンドン（2.4）	⑤香港（2.5）	⑤ロサンゼルス（1.8）

（外務省海外在留邦人数調査統計）

ろん必要ですが、それよりもまず、病気にならないように予防をすることが、海外での生活をスムーズに送れる第一歩です。

B. ストレスは国内より複雑

　海外勤務健康管理センターのデータによると、海外赴任者の39％が神経症圏、20.9％が抑うつ状態であることがわかっています。いきなりこんな数字を出したら、これから海外赴任を予定している方は不安になるかもしれませんね。住みなれた日本での生活と違い、海外で働いて生活をすることそのものが、十分にストレスになりうることなのです（**表7**）。

　海外でのストレスの特徴、それは一言でいうと、ストレスの内容や質が日本に比べて多岐にわたるということです。まず、言葉に始まり、文化や習慣、宗教の違いなどの生活面でのストレスはつきものです。そして、そのような文化や価値観の違う人たちと一緒に働くこと、限られた日本人スタッフと働く環境、日本の本社と現地との板ばさみになるといった、仕事面のストレスも大きいでしょう。

表7　海外赴任者のストレス要因（「産業精神保健」15（2）2007，江幡良晴）

異なる言語	現地の言葉で十分にコミュニケーションできない不便さ
生活習慣や価値観の違い	現地の人たちの異なる価値観や、生活習慣への戸惑いやいらだち
気候	日本に比べて厳しい気候の中での生活
健康や医療に関する不安	現地に多い感染症、信頼できる医療機関が少ない、言葉の問題
生活上での不安	治安が悪かったり、対日感情がよくない地域などは常に保安を意識しなければならない
日本と異なる職場	意識・意欲・能力など様々な点で異なる現地従業員のいる職場で、業績をあげなければならない。現地と本社での板挟みなどもある
帯同家族の健康上や適応の問題	帯同した家族が現地での生活になじめない。健康上に不安がある
単身赴任や独身	疲れをいやしてくれる家族のいない場合、心身ともに不健康になるおそれがある

また、ストレスの要因は、仕事の問題ばかりではありません。家族と一緒に来た場合は、奥さんや子どもの健康や現地での適応も心配になります。赴任当初は自分も忙しい上に、奥さんや子どもの面倒を見たり、愚痴を聞かなければならないのが苦痛という方も多いものです。
　一方で、単身赴任の場合は、なんといっても寂しいですし、日本に残してきた家族のことも気になります。つまり、一緒にきても、残してきても、どちらの場合でもストレスの要因になるのです。また、親の介護問題で悩まれている方もたくさんいらっしゃいます。このように、海外でのストレス要因は、仕事、家庭のどちらも多岐に渡り、しかも、厄介なことに、日本にいる以上に、ストレスの要因になることは簡単には変えられないものが多いのです。習慣や文化の違いなどは、いくらストレスを感じようと変えられるものではありません。
　ただ、Ⅱ章でもお話したように、ストレスとなる要因があっても、必ずしも病気になってしまうわけではありません。海外であろうと国内であろうと、ストレス対策は基本的に同じ考え方です。変えられそうな要因に目を向けて、病気になる前に予防することがポイントになります。幸い、海外赴任者のメンタルヘルスの特徴については、多くの研究や調査がなされ、解明もされてきています。
　海外勤務健康管理センター研究情報部の「1000人の面接に基づく事例と分析結果」によれば、"海外赴任者のメンタルヘルスの不調と関連する要因"としては、単身赴任や未婚といった条件のほかに、悲観的な傾向の性格の人や、ストレスが溜まったときや問題が起きたときの対処法が関係していることがわかりました。
　たとえば、ストレスとなるような問題や環境に置かれたとき、その問題から逃げたり目をそむけ、1人で家にこもって寝たり、タバコやアルコールへの依存が高くなるタイプの人、周りの人に八つ当たりをしてストレスを発散させるタイプの人は、メンタルヘルス的には不健康であることが多いそうです。
　ストレス状況下に置かれたときの対処行動は、いくつかのタイプに分か

れます。たとえば、積極的に問題に立ち向かって解決しようとするタイプ、スポーツをしたり仲間と食事をしたりお酒を飲んで楽しく発散させるタイプ、そして、前述のように、人付き合いを避けて、家にこもって1人になったり、アルコールやタバコなどに依存するタイプ、また、人やモノに当たって発散するタイプなどです。

　ストレス対処のタイプは、1つに偏るよりも、できるだけたくさん持っていたほうがよいでしょう。もちろん、問題が起きたら積極的に解決していくことはよいことなのですが、時には、時間を置いて様子を見たほうがよい場合もあります。ですから、いつも積極的なタイプのストレス対処法を使わなくても構いません。

　でも、いつも問題から逃げるタイプや、八つ当たりでストレスを発散しているタイプだなと思う方は、自分のストレスの対処方法を少し変えてみることも必要でしょう。八つ当たりをして自分のストレスは発散できても、八つ当たりされた方はあなたと一緒にいたいと思うでしょうか？　だんだんと、あなたから離れていってしまうかもしれません。その場の気分はすっきりしても、誰もあなたのことを相手にしなくなって孤立してしまったら、それはそれで大きなストレスになります。

　また、物事を悲観的に捉えがちな方も注意が必要です。海外では、自分の思い通りにならないことが起きたり、予定通りに事が進まないことが多々あります。そのたびに、もうダメだと悲観的になったり、先々の不安ばかり先取りしていても、疲れてしまうばかりでよいことはありません。慎重になることはよいことですが、「どうにかなるさ」ぐらいの余裕の気持ちでいたほうが、メンタルヘルス的には健康でいられるでしょう。

　このように、まずは、自分で気をつけることができたり、変えられそうな部分に目を向けて、ストレスを軽くしてみましょう。ある意味、今までのやり方を変えていかなければならないこともあるでしょう。それはそれでストレスになりますが、長い目で見ればプラスに働くのではないでしょうか。また、自分のやり方を見直す1つの機会だったとも考えられます。人間は変えなければならない環境にいないと、なかなか自分を変えることは

できません。海外赴任は、自分を変える1つのチャンスだったのかもしれません。海外で、"少し柔軟になれた自分"は1つの大きな財産だと思います。

C. 単身赴任と独身の人は要注意～こころの拠り所はありますか？～

　海外赴任者の中で、特にメンタルの問題を抱えやすいといわれているのが単身赴任者と独身者です。また、それとも関連しますが、家族で来ていても家族の交流が少ない場合、夫婦関係がうまくいっていない場合、家族を含む周囲の人からサポートを得られていない場合なども、メンタル的な問題を抱えやすいでしょう。つまり、"孤立感"がポイントになります。日本でもそうですが、海外では特に、自分の居場所が感じられないと孤立感が増します。つまるところ、自分の居場所を作ることが、最終的にはどこであれうまくやっていると感じられるポイントになるでしょう。

　では、どこに居場所を作るか。単身赴任者や独身の方でも、現地でサークル活動に参加したり、仕事以外での人との交流があればよいのですが、「仕事しかしていません」という方が結構いらっしゃいます。仕事に熱中するのは、もちろんオッケーです。本業の仕事に打ち込めて、居場所があると実感できれば、一般的には適応ができていると考えられます。

　でも、それだけでは仕事に行き詰ってしまったときに、本当に苦しく行き場がなくなってしまいます。家族というサポーターもおらず、気軽に話せる友達もいなければ、待っているのはストレスからくる心の病です。

　また、せっかくの海外での暮らしをもう少し楽しくするためにも、仕事以外に打ち込めるものや、居場所を作りたいものです。

　もちろん今は、日本にいる家族や友人と、メールや電話で連絡をとるのも簡単ですから、それほど"ひとりぼっち"という感覚は薄いでしょう。でも、説明をしなくても今の生活の様子がわかり、気軽に愚痴を言い合える仲間が側にいると安心感が全然違ってきます。

しかし、最近では、積極的に仲間を増やしたり、コミュニティへ参加する人が減っているという声も聞きます。ある種、海外での日本人社会は、村社会。密接な付き合いになりやすいため、比較的あっさりとした付き合いが多かった日本の生活と比べると、わずらわしさのほうが先立ってしまうのかもしれません。

　でも、そこを乗り越えて、ともかく何か始めてみましょう。さて、何をしたらよいでしょうか。

　もちろん、地域にもよりますが、海外では、スポーツを楽しむ機会が多いかもしれません。テニスやゴルフ、野球などでもよいし、スポーツクラブもおすすめです。男性は、走ったり、ウェイトトレーニングなど個人で黙々とスポーツをされる方が多いですが、孤独感の解消には、グループで行うトレーニングに参加することがお勧めです。何より、グループでの一体感が得られやすいのがポイントです。密接なつきあいが苦手な人は、適度な感覚で人と触れ合うことができて楽しいものです。また、現地の人と一緒に参加していると、それだけで現地の人に親しみも覚えますし、顔なじみもできてくるでしょう。

　これはあくまでも一例ですが、このように外の世界と触れ合いながら、楽しむ方法はたくさんあります。

　また、日本にいるよりもボランティア活動が身近な存在です。現地の人のため、現地の日本人のためなど、誰かの役に立っているという感覚は、確実に孤独感を消し自分の存在価値を高めてくれます。

　こういう心の拠り所や居場所は、1つに限らずたくさんあるとよいと思います。そして、どうぞ、家族で来ている方は、周りの単身赴任の方や独身の方に積極的に声をかけてサポーターになってください。部下や同僚が単身者であれば、1ヵ月に1度でも家に招いて、一緒に食事をとることもよいでしょう。村社会的なよさを、敬遠せずに少し取り入れていくことも、メンタルヘルス的には必要だと思います。

D. 適応は、人それぞれ

人には、誰しも新しい環境に適応していく段階があります。下の図は、海外生活への適応段階について説明したものですが、適応段階はこのように大きく5つに分けられます（図12）。

第一段階の移住期は、引越しをし、挨拶回りや生活の基礎を築く時期です。そのため、忙しく必死になって過ごすため、あまりストレスは感じないようです。

第二段階は不適応期と呼ばれます。今まで無我夢中だったところから、周りが見え始め、不便さ不自由さが目につくようになり始める時期です。この時期には、下痢や発熱、食欲不振といった体の不調や、うつなどの問題、自殺といった問題が起こりがちです。辛いときは、十分に休養を取る必要があります。

第三段階はあきらめの時期とも言われます。赴任地のよいところも悪い

（日本人は"不適応期"と"あきらめ期"を行ったり来たりすることが多い。）

移住期
別名、ハネムーン期。新しい生活に慣れることに必死。楽しさを覚える時期でもある。

不適応期
不便や不自由さを感じる時期。体や心の不調が現れることもある。

あきらめ期
新しい環境の良い点・悪い点を含めて見られるようになる時期。心理的に落ち着いている。

適応期
新しい環境にすっかりなれて、仕事にも、プライベートにも張り合いを感じる時期。

望郷期
現地の生活が、マンネリ化してきて、早く日本に帰りたいと思う時期。

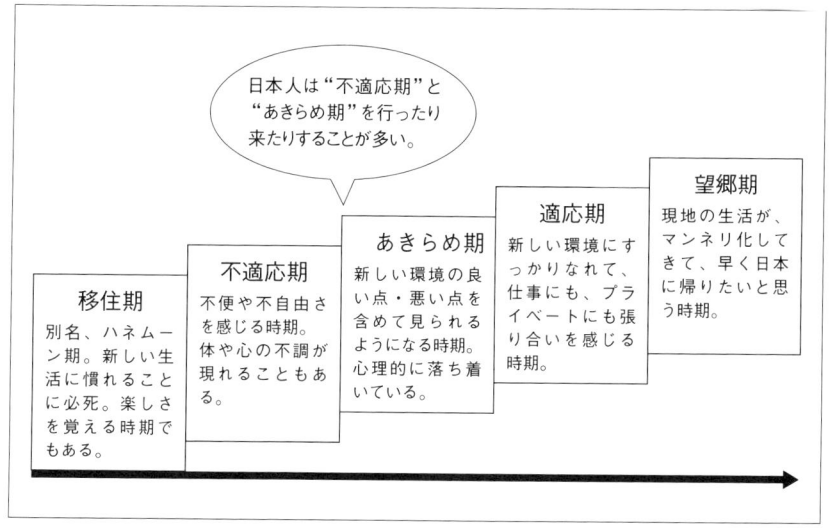

図12　海外での適応段階

D. 適応は、人それぞれ

ところも肯定的に認識できるようになる時期です。心理的にも落ち着いている時期といえます。とはいえ、どこか割り切れない部分もあり、日本人は一般的に第二段階と第三段階の間を行ったりきたりするようです。

第四段階は、適応期です。赴任地に無理なく溶け込み、自分の居場所を確保できている状態です。仕事に趣味に張り合いをもって取り組める時期です。

最後は、望郷期と言われています。滞在も2～3年以降になると適応期の状態がマンネリ化してきて、早く日本に帰りたい、となる頃です。引越しの準備や日本への生活への再適応への不安が引き金になり、心身の不調をきたすこともあります。

各段階がどのくらいの期間なのかは人によってそれぞれ違います。ですから、早く不適応期を脱して新しい土地の生活をエンジョイする人もいれば、あきらめの時期が長い人もいるでしょう。大事なことは、安易に人と比べないということです。人にはそれぞれの適応ペースがあります。また、適応していく段階があるいうことを知っておくと、むやみにあせらずにすみますね。新しい環境になじめず苦しんでいる最中は、先の光が見えない苦しさから、余計つらさが増します。でも、いつまでも苦しい時は続かないということがわかっていれば、だいぶ気が楽になるものです。

ただ、特に体調不良が続いたり、精神的にも不安定なことが続くときは、無理をしないことが大切です。まずは生活を規則正しく整えること、特に睡眠時間をきちんと確保して、ゆっくり休養をとることを心がけてください。自分の気がつかないところでも負担はかかっているものです。少し疲れたなと思ったら、無理をしないことがポイントです。変化は、人生につきもの。失うものもありますが、それ以上に新たな可能性が見つかることも確かです。それぞれの土地での皆さんの活躍をお祈りしています。

E．妻が求めるサポート、夫が考えるサポート

　海外赴任では、自分だけではなく家族の適応や病気も気になります。妻や子どもの不適応が原因で、帰国を余儀なくされるケースもあるので問題は深刻です。

　子どもの場合は、いつの間にか現地語をぽろっと口にしていたりと、意外に現地の生活に馴染んでいるようです。もちろん幼くても、前述の適応の段階を踏んでいますが、数週間や数日で適応に達してしまうこともあり、大人よりもずっと早い場合もあります。でも、その分、急激なストレスがかかっているということを理解し、注意して見守ることも必要です。

　それよりも気にかけなければならないのが妻の適応問題です。妻の中には、仕事を中断してきた人もいますし、現地でやることがみつからず、生きがいを失ってしまう人もいます。また、全般的に、"夫のためについて来た"という感覚が強いため、夫のサポートが何より大切になります。

　これは、各種の調査からも明らかになっていますが一般的には、"夫のサポートを受けていると感じている"妻ほどストレスは低く、適応がよいといわれています。

　一方で、身近な人から"適切な"サポートを受けられていない人のメンタルヘルスは不調という結果もあります。ということから、サポートは必要。でも、不適切なサポートでは意味がないということがいえますね。

　せっかく頑張っているのに、「そんなサポートなら意味がない。」と言われたのでは、腹が立つし、やる気もなくなってしまいますね。

　では、妻は夫に対してどういうサポートを求めているのでしょうか。Ⅱ章でお話ししたように、サポートには大きくわけて2つのサポートがあるというお話をしました。1つめは、話を聞いてくれて、支えになってくれるという精神的なサポート、2つめは、家事を手伝ってくれたり、問題が起きたときなどに具体的な解決法やアドバイスをくれるといった道具的なサポートです。もちろんどちらも大事なサポートですが、海外生活における夫婦

E. 妻が求めるサポート、夫が考えるサポート

関係において、より大事なサポートはどちらだと思いますか？

　赴任当初は、英語圏ならまだしも言葉が全然通じない中で、家のこまごました雑用や、あれこれと手続きが山積みされています。子どもがいる場合は、学校関係の書類などの提出も多いでしょう。慣れない中で、一生懸命頑張っても、うまく進まないこともたくさんあります。何時間もかかって、できたのはたった1つだけということもあるでしょう。これが毎日続くと結構なストレスになります。特に、日本で仕事をてきぱきとこなしていた人などは、何もできない自分に自信を失うこともあります。さて、大変な思いをしたことを帰ってきた夫に対して話したとき、夫はどのような対応をするでしょうか。よくあるパターンベスト3をご紹介しましょう。

① 話の途中でついさえぎり「俺だって忙しいんだ。家のことは自分で処理してくれ。」と言う。
② 話を聞いてから「ここは日本じゃないから仕方がないよ。早く慣れたほうがいい。」とあっさりと受け流す。
③ 話を聞いてから、すぐに現実的な対応についてアドバイスをする。

　実は、この3つは、いずれも妻が望んでいない対応ばかりなのです。3番目のパターンは、話を聞いてもいるし、現実的なアドバイスをしているのになぜだろうと思われるかもしれません。でも、意外に妻側には人気がありません。

　なぜでしょうか。ここに、男女の考え方のズレが生じてきます。えてして男性は、いかに効率的に物事を運ぶかにポイントをおき、解決に直結する方法やアドバイスをしようと考えます。しかし、妻側がまず始めに望むことは、効率的な解決方法を教えてもらうことではありません。彼女たちが望むのは、いかに大変だったかということを聞いてくれること、そして、共感してもらうこと、つまり、気持ちに寄り添ってくれることなのです。その支えがあるからこそ、落ち着くことができて、前に進もうという気持ちが生まれるのです。具体的な解決方法についてのアドバイスはその次に必要なサポートです。このタイミングを間違ってしまうことで、夫婦や男女間に溝が生まれ、「夫は、望んでいるサポートをしてくれない」「夫に相

談しても仕方がない」ということになってしまいます。

　主観的な意見ですが、メンタルヘルスが不調な妻は、こうしたことをよく言っている気がします。どちらのサポートも大切ですが、まずは、腰を折らずに話を聞き、気持ちに寄り添う精神的なサポート、それから、具体的な解決方法を示す道具的なサポートという順番を大切にすると、妻も満足、夫もそんな妻を見て満足できるのではないでしょうか。

　特に、不適応が起こりやすい1ヵ月目、3ヵ月目、6ヵ月目など現地に来て1年以内の山場でのサポートを期待します。

F. 逆カルチャーショック

　最後に、思わぬ落とし穴として"逆カルチャーショック"のお話しをしたいと思います。海外赴任の適応というと、赴任当初に適応ができるかどうか？　という1点に的が絞られがちです。ところが、帰国後に、日本の生活になかなかなじめないという方が結構いらっしゃいます。いわゆる、"逆カルチャーショック"です。

　逆カルチャーショックとは、その名の通り、赴任先と日本の文化が違いすぎて、日本に帰ってからもなかなか元の生活になじめず、適応できないことを言います。海外での適応がよかった人ほどこの傾向が強く見られるようです。たとえば、海外では日本に比べて、はっきりものを言わないと伝わらなかったり、あいまいな物言いを避ける傾向が強いものです。その習慣が日本に帰ってきても抜けずに、はっきり物を言い過ぎて反感を買ったり、日本独自のやり方に、まどろっこしさを覚えることもあるようです。

　また、ヨーロッパなど、特にプライベートを重視する生活圏に赴任していると、日本の残業文化にとまどいを覚えることも多いようです。

　子どもらも、海外で普通にやってきたことをやっているだけなのに、「なんか、あいつ違う」とか「カッコつけている」などと言われ、いじめられるという不安もよく聞きます。いわゆる帰国子女問題です。

F. 逆カルチャーショック

　住み慣れた日本に帰ってくるから大丈夫と、ケアしないことが、かえって仇になることもあります。現地に来たときの適応と同様、帰国後の適応にもある程度の時間がかかることを最初から予想しておくと、こうした逆カルチャーショックに悩まされることも少ないでしょう。また、むやみに「むこうでは〜だった」という台詞を口にしないように心がけ、周りから反感を買わないようにすることも、余計なストレスを作り出さない工夫です。

参考文献

1) 江幡良晴：海外派遣（従業員への）企業のメンタルヘルス対策の実際．産業精神保健，15（2）：2007．
2) 原谷隆史・川上憲人：労働者のストレスの現状．産業医学ジャーナル，22（4），1999．
3) 稲村　博：日本人の海外不適応．NHK協会，東京，1980．
4) 厚生労働省：職場における自殺の予防と対応，2007．
5) 津久井要：海外勤務者のメンタルヘルス相談から．海外医療，18：海外医療邦人基金．1996．
6) 津久井要：海外勤務者のメンタルヘルス．現代のエスプリ．412至文堂，東京，2001．
7) 津久井要：海外勤務者のメンタルヘルス（総説）．産業精神保健15（2），2007．
8) 山本晴義：ストレス一日決算主義．NHK出版，東京，2005．
9) 山本晴義・小西善朗：メンタルヘルス入門　セルフケアによるストレス予防．PHP研究所，京都，2007．
10) 山本晴義・小西善朗：図解でわかる100シリーズ　ストレスの上手なつきあい方100．IEC，東京，2006．
11) 山本晴義　監修，江花昭一　編集：職場のメンタルヘルス・セルフチェック．ぎょうせい，東京，2007．
12) 山本晴義　監修：ビジネスマンの心の病気がわかる本．講談社，東京，2007．